预防接种知识手册

主　编
孟庆轩
副主编
郭勤英　陈国珍
编著者
陈卫兵　赵晓军　董晓瑜
刘　娟　陈　靖　张　夏

金盾出版社

内 容 提 要

本书以问答形式详细介绍了预防接种的相关知识包括基础知识、疫苗知识、接种知识、免疫知识、接种注意事项、接种反应与处置六个部分。本书内容丰富，资料详实，通俗易懂，是一本普及预防接种知识，做好防病工作的必备书，可供基层医务人员及广大群众阅读参考。

图书在版编目(CIP)数据

预防接种知识手册/孟庆轩主编.-- 北京：金盾出版社，2012.1

ISBN 978-7-5082-7204-7

Ⅰ.①预… Ⅱ.①孟… Ⅲ.①预防接种—手册 Ⅳ.①R186-62

中国版本图书馆 CIP 数据核字(2011)第 202827 号

金盾出版社出版、总发行

北京太平路5号(地铁万寿路站往南)

邮政编码:100036 电话:68214039 83219215

传真:68276683 网址:www.jdcbs.cn

北京蓝迪彩色印务有限公司印刷、装订

各地新华书店经销

开本:787×1092 1/32 印张:6 字数:95千字

2012年1月第1版第1次印刷

印数:1～8 000册 定价:18.00元

前言

免疫规划、预防接种是我国卫生防病工作的一个重要组成部分，它对于控制传染病，保障人民健康（尤其是保障儿童健康）和经济社会的协调发展起着重要作用。

从2007年起，我国开始扩大国家免疫规划疫苗范围，在现行全国范围使用的国家免疫规划疫苗基础上，又将甲肝疫苗、流脑疫苗、乙型肝炎疫苗、麻疹腮腺炎风疹联合疫苗、无细胞百白破疫苗纳入国家免疫规划，对适龄儿童实行预防接种；并根据传染病流行趋势，在流行区域对重点人群进行流行性出血热疫苗、炭疽疫苗和钩端螺旋体疫苗接种。

我国的免疫规划工作正在走向法制化和规范化管理，并成为世界各国的典范。但是，不容忽视的是，由于对免疫规划和预防接种工作宣传得还不够深入，有关资料也比较匮乏，因此广大群众和儿童家长对预防接种的基础知识了解的还比较少，不少从事预防接种工作的专业人员对这项工作的专业知识也掌握的不够多，这为深入开展预防接种工作，进一步做好城乡群众免疫防病工作，提高人民大众的健康水平，造成了一定影响。

为了适应这种情况的需要，我们特意编写了这本《预防接种知识手册》，本书以问答形式详细介绍了预防接种的相关知识，其中包括基础知识、疫苗知识、接种知识、免疫知识、接种注意事项、接种反应及处置六个部分。本书内容丰富，资料详实，通俗易懂，是一本普及预防接种知识，做好防病工作的必备书，可供广大读者和基层从事预防接种工作的专业人员参考。

由于水平所限，本手册中难免还有不当之处，敬祈专家学者和广大读者不吝指正，以便再版时改正。

作　者

目 录

一、基础知识

1. 什么叫预防接种？

用人工方法将细菌、病毒减低毒性，制成菌苗、疫苗及类毒素等生物制品，通过注射、口服等方法接种到人体，使之产生抵抗某种传染病的能力，以控制和消灭某种传染病，达到免疫的目的，这就是通常所说的预防接种。

2. 预防接种的目的是什么？

预防接种的目的是通过接种自动或被动免疫制剂，使个体和群体产生自动或被动免疫力，保护个体和人群不受病原因子的感染和发病。预防接种的目的是控制针对传染病的发生和流行，最终消除或消灭所针对的传染病。

要想达到上述目的，就要排除许多因素的影响和制约，这些因素包括：

(1)要有优质高效的疫苗，这是预防接种工作的基本条件和物质基础。

(2)科学正确地使用疫苗，要做到这一点需要掌握传染病流行规律及进行疫情和免疫监测，把握疫苗正确使用的时机、对象和地域范围；熟悉疫苗的性能和贮运条件及使用方法，使疫苗成功地接种到人体，保持人群高接种率和高免疫成功率。

(3)严格的科学规划，精心实施，科学管理，使绝大多数地区在群体中持续保持高接种率。对疫苗可预防传染病，除提高人群免疫水平外，也起到了切断传播途径和减少传染源的作用，从而达到控制传染病的流行直至消灭传染病的目的。

3. 预防接种有几种方式？

预防接种有两种方式：

(1)人工自动免疫：是在没有染病之前，给人体接种和内服灭活菌苗和疫苗，使体内产生相应的抗体。如同战士平时“实战演习练兵”一样，再受到同种的细菌或病毒侵袭时，机体就有能力歼灭这些入侵之“敌”。接种卡介苗、麻疹疫苗、百日咳菌苗等就属于这一类。这种预防接种，医学上叫做“人工自动免疫”。通常，免疫抗体在接种后1～4周出现，免疫抗体保持数日至数年，故须反复接种。

(2)人工被动免疫：是在已接触传染病的人尚未发病时，给其注射丙种球蛋白、胎盘球蛋白、抗毒素及成人血清等，即直接将抗体输入体内，增加消灭入侵的致病微生物的有生力量，从而防止发病或减轻症状。这种方法叫“人工被动免疫”，特点是注射后立即生效，但维持时间短，通常 2～3 周即消退。只适用于紧急预防或治疗。

4. 什么叫全程定量接种？

按计划根据制品规定的剂量完成第一次预防接种（初种）之后，必须按免疫程序规定的间隔时间进行复种或复服，称为全程定量接种。因为有的疫苗第一次接种后所产生的免疫力不够强，必须用复种或复服的办法来使之产生最大、最高的免疫效应。另外，有的疫苗第一次接种后，虽然可以达到最高效应，但经过一定时日之后会逐渐降低或消失，需要复种和复服来使它重新升高。

要保证全程定量接种按质按量完成，主要靠填写预防接种卡片来实现。接种后认真细致填写卡片，做好登记，能一目了然地正确掌握接种、复种的时间、地点、接种情况等，防止漏种、重种和乱种，真正达到要求的免疫效果。

5. 国际旅行前要做哪些预防接种？

国际旅行事业在不断地发展，旅行人员在外旅行有可能遇到一些传染病。预防接种是预防一些重要传染病的有效措施。因此，出国旅行人员在出国前应设法找医生咨询自己前往国家的传染病流行情况，以及进行哪些接种可以预防。

出国预防接种分为两种：

(1)规定的预防接种：即依据国际卫生条例或者国家的规定，对于旅行者前往某些烈性传染病的疫区或流行区要求进行预防接种并持有有效的国际预防接种证书。这类预防接种有黄热病和霍乱，黄热病预防接种证书是世界卫生组织惟一要求的国际旅行预防接种证书，而霍乱预防接种证书仅有个别国家要求。

(2)推荐性的预防接种：即某些国家和地区有某种或某几种传染病流行，为了防止感染这些传染病，一些卫生当局提出推荐性的预防接种，这些传染病有：甲型传染性肝炎、乙型肝炎、流行性脑脊髓膜炎、伤寒、乙型脑炎、白喉、破伤风、狂犬病、脊髓灰质炎等。鉴于上述疫苗接种要求不同，因此旅行者应在旅行前一个月即到国境卫生检疫机关咨询，以便出行前做好接种。

6. 婴儿接种疫苗的时间是怎么确定的?

婴儿接种疫苗的时间是依据对所接种疫苗能够产生免疫应答，体内的特异性抗体达到保护水平等因素开展科学研究的结果而确定的。婴儿出生后免疫系统发育过程中何时能对疫苗刺激产生应答反应，产生抗体并达到抵御病原体感染所需的浓度；疫苗所针对的传染病流行特征，即最容易发生感染和传播的年龄。综合上述这些因素建立较适宜的接种程序，让婴儿尽早地接种疫苗获得对传染病的免疫力。国家免疫规划内的每一种疫苗，均有明确免疫程序，提示婴儿出生后接种疫苗的时间，如出生时接种哪一种疫苗，满 1 月龄、满 2 月龄、满 3 月龄等分别接种何种疫苗。

如果在免疫程序规定的起始月龄之前接种了疫苗，一般不会有其他的不良影响。因为此时婴儿体内的抗体来自母亲，尚未消失，可能会弱化疫苗的免疫效果，有可能致使婴儿得不到应有的保护；有些疫苗的免疫程序规定需要多针次、多剂次的接种，接种时如果比免疫程序规定的针次多注射了一针，属于重复接种。既往也有过对这种案例进行追踪观察，因为疫苗的安全性很好，未发现对健康的不良影响。提前接种和重复接种在免疫规划工作中都属于不合格接种，应予避免。

7. 如何确定免疫剂量和制剂的安全性？

疫苗在正式使用前均需经过严格的临床试验，对其安全性和有效性进行评估。临床试验一般为三期，通常是在严格控制的条件下开展的。这些试验提供了接种疫苗后的预防疾病血清学效果（抗体浓度）、不良反应发生的概率和使用禁忌的重要信息。临床试验评估还可得出疫苗达到保护所需要的剂次（即需要接种几针、间隔多长时间）和接种后免疫保护可维持的时间等信息。如果临床试验表明疫苗安全、有效，则可以获得注册，并在特定人群中推广使用。

8. 为什么预防接种能防病？

当细菌侵入人体时，身体就产生一种抵抗这种细菌的物质，叫做抗体。疾病痊愈后，这种特异性抗体仍然存留在体内，如再发生此种细菌侵入人体，人就有抵抗力而不再得病。例如，麻疹、水痘、腮腺炎、百日咳等传染病，患过 1 次后，就不会再患 2 次，这就是特异性抗体在起作用。预防接种就是根据这个道理进行人工预防，具体方法是将被特殊处理过的细菌、毒素或病毒制备成各种特异的预防针，然后接种到人身上，刺激人体产生特异性抗体。如再有这种病原体侵入人体，人就有足够的抵抗力去防御，而不发病。

9. 宝宝为何要预防接种？

宝宝出生以后，体内往往还有来自妈妈的各种“抵御疾病”的抗体，尤其用母乳喂养者，乳汁中含有一定量的抗体。因此，婴儿在半岁内很少得传染病。但是，婴儿6个月以后，来自母体的抗体免疫逐渐消退，此时若接触病毒、细菌等病原体，则极易患传染病。这就需要靠预防接种来解决问题。

10. 预防接种后的儿童都能终身免疫吗？

预防接种后免疫效果持续长久与否，要看每种制剂不同而定，与被接种者的年龄亦有一定关系。例如，流行性乙型脑炎死疫苗（简称乙脑疫苗）产生的免疫期只有1年，而且年龄越小消失越快，所以流行地区需要每年接种。麻疹疫苗接种1次成功后，免疫效果可维持几年，甚至十几年，但在出生6个月以内的儿童接种效果就不明显。口服脊髓灰质炎疫苗（糖丸）的效果也可以维持几年，但百日咳菌苗即使间隔6～8周连续注射3次，效果也不能持久。所以，有的疫苗每隔一定时间就需要再加强接种。卡介苗的效果虽比较持久，但有接触结核病患者可能的儿童，到7～12岁时就需要再接种，这样才能保持较持久的免疫能力。

预防接种毕竟与天然免疫的情况不同,因为预防接种主要是靠人工的方法把死的或对人体无毒的或减弱了毒力的活细菌、病毒或毒素接种到人体,使人体产生相应的抵抗能力(抗体)。对人体的这种刺激虽然比自然感染的毒性远远为低而且较为安全,但免疫力的持续时间也就没有天然免疫时间长久。所以,目前还不可能做到预防接种后终身免疫。

11. 预防接种的方法和原则是什么?

(1) 预防接种的方法

①皮下注射法。最常用的部位一般选在上臂外侧三角肌附着处,如百白破、麻疹疫苗、乙脑疫苗等。

②皮上划痕法。部位在上臂外侧中上部,如卡介苗。

③皮内注射法。接种部位多选在前臂内侧腕部,如结核菌素。

④肌内注射法。部位多在上臂三角肌中部或臀大肌上外侧,如丙种球蛋白、破伤风抗毒素等。

⑤口服法。如小儿麻痹糖丸。

⑥其他方法。如喷雾法、气雾免疫法等。

(2)预防接种的原则

①按照免疫程序,即接种的年龄要求接种。

②必须达到全程接种，即每种疫苗必须接种够量和次数。

③基础接种，应在出生后、1岁内、7岁内完成整个接种。

12. 为什么预防接种要有始有终？

我们知道，预防接种可以增加孩子对传染病的自然抵抗力。但在预防接种后，不是马上能产生抗病能力(俗称抗体)，需经1～2周或更长时间才能起到预防疾病的作用。一般来说，抗体只能在一定的时间内有效，如接种麻疹减毒活疫苗，免疫期为4～6年，接种流行性乙型脑炎疫苗免疫期为1年。过了这个时期抗体就会逐渐降低，又有感染这种传染病的可能。因此，为了获得较长时间的有效作用，保持人体自然抵抗力，就必须按规定的期限复种或加强接种。此外，由于各种疫苗的性能不一样，有的只需1次接种，有的需经2～3次接种后才能产生抗体，达到预防疾病的目的。所以，不论是注射或口服疫苗，都必须按规定的次数进行，否则是无效的。总之，预防接种要有始有终，坚持把需断续几次的接种按时按次做完，并且还要坚持完成间隔数年1次的加强接种。只有这样，才能真正达到预防的目的。

13. 几种预防接种可否同时进行?

过去认为,几种预防疫苗同时接种可能互相影响,甚至使接种后反应增强。因此,有些地方规定,两种死菌苗或死疫苗的接种必须间隔 2 周,两种活菌苗或活疫苗的接种必须间隔 4 周。新的研究表明,并不是所有疫苗都不能同时接种,例如,在口服脊髓灰质炎糖丸的同时接种卡介苗或“百白破”类毒素混合制剂,非但不会影响免疫力的增加,而且还可使反应不加重。但为了保证安全,两种或两种以上制剂不能同时应用在同一个部位。

14. 如何给孩子及时进行预防接种?

(1)当孩子出生或从外地迁入后,要主动到居住地所在的医院防疫组,办理领取接种卡、证手续,以便防疫部门掌握情况,为孩子及早安排接种。

(2)接种卡、证是孩子预防接种的永久记录和入园、入学、出国的有效证明。《中华人民共和国传染病防治法》明确规定托幼机构、学校在办理入学手续时均要查验本证,请妥善保存,如有损坏或遗失,应及时到原发证医院办理补证手续。

(3) 实行按儿童居住地所属医院进行预防接种

的办法，可按时携带孩子到免疫接种门诊进行接种。每次预防接种时必须携带卡、证，并按预约或预防接种通知单日期到指定地点给孩子接种疫苗。医务人员凭证接种，每次接种日期应在证上记录、盖章才有效，避免发生错种、漏种和重种。

(4) 有些疫苗需按一定的时间连续多次接种才有效，一定要按照规定的免疫程序进行预防接种，不要半途而废。

(5)如果孩子的居住地发生迁移，请及时到原居住地的接种单位办理转卡手续，并主动向新居住地的接种单位出示接种卡、证，以保证孩子预防接种的连续与完整。

(6)医务人员上门检查预防接种工作时请协助主动出示卡、证查验。

(7)根据卫生部要求，为检查儿童免疫接种效果，每年要选部分儿童参加免疫成功率的监测。监测中出现免疫不成功的情况，要采取相应措施。

15. 什么是预防接种证?

预防接种证是儿童预防接种的记录凭证，每个儿童都应当按照国家规定建证并接受预防接种。儿童家长或者监护人应当及时向医疗保健机构申请办理预防接种证，托幼机构、学校在办理入托、入学手续时应当查验预防接种证，未按规定接种的儿童应当及时安排补种。儿童家长或监护人要妥善保管好接种证并按规定的免疫程序、时间到指定的接种点接受疫苗接种。如儿童未完成规定的预防接种，因故迁移、外出、寄居外地，可凭接种证在迁移后的新居或寄居所在地预防接种门诊（点）继续完成规定的疫苗接种。当儿童的基础免疫与加强免疫全部完成后，家长应妥善保管好接种证，它是儿童身体健康的身份证，以备孩子入托、入学、入伍或出入境时查验。

16. 什么是预防接种证制度？

国家对儿童实行预防接种证制度。

（1）在儿童出生后 1 个月内，其监护人应当到儿童居住地承担预防接种工作的接种单位为其办理预防接种证。接种单位对儿童实施接种时，应当查验预防接种证，并做好记录。

（2）儿童离开原居住地期间，由现居住地承担预防接种工作的接种单位负责对其实施接种。

（3）预防接种证的格式由省、自治区、直辖市人民政府卫生主管部门制定。

（4）儿童入托、入学时，托幼机构、学校应当查验预防接种证，发现未依照国家免疫规划受种的儿童，应当向所在地的县级疾病预防控制机构或者儿童居住地承担预防接种工作的接种单位报告，并配合疾病预防控制机构或者接种单位督促其监护人在儿童入托、入学后及时到接种单位补种。

17. 小儿预防接种证怎么办理和使用?

(1)接种证的办理:孩子出生后1个月,家长要带户口簿、出生证,以及出生时在出生医院接种的卡介苗和乙型肝炎疫苗接种卡,到居住地附近的接种门诊去办理接种手续,建立儿童接种卡和预防接种证。要注意的是,家长须保存好接种门诊发给的预防接种证和接种卡,每次去给孩子接种时须随时携带。

(2)接种证的使用范围:考虑疫苗资源及幼儿接种的方便性,一般在哪儿办理接种证就要在哪儿进行预防接种。儿童如果因为各种原因长期外出超过3个月,不能在原办理接种证单位注射疫苗的,可携带接种证到外出居住地申请建立免疫档案,并向原接种单位进行情况说明,一般不要求办理新的接种证。

18. 孩子在哪些情况下不宜接种疫苗?

(1)当孩子患有皮炎、牛皮癣、严重湿疹及化脓性皮肤病时,不宜进行预防注射,需等病情稳定好转后再补种。

(2)孩子患有肝炎、结核、严重心脏病时,应在医生的指导下决定是否预防注射。因为患有这些疾病的儿童体质往往较差,对接种疫苗引起的轻度反应也承受不住。有病的器官不能增加额外的负担,故接种后往往会发生较重反应。另外,接种疫苗后肝脏的解毒、肾脏的排泄等功能都要加强,影响有病器官的康复。

(3)患肾炎的孩子服用激素期间或病愈停药后3年之内均不宜注射疫苗。

(4)传染病流行期间,接触了病人的孩子,不宜马上接种疫苗,必须观察病情后,在医生的指导下接种。正在患急性传染病或痊愈后不足2周,处于恢复期的儿童应缓期接种防疫针。

(5)神经系统疾病,如癔症、癫痫、大脑发育不全及血脑屏障作用差等,也不宜接种疫苗。

(6)重度营养不良、严重佝偻病、先天性免疫缺陷的儿童不宜接种。这些儿童由于制造抗体的原料缺乏或形成抗体的器官功能不好,不能产生抗体或反应严重,故不宜接种。

(7)过敏体质的孩子,患有哮喘、荨麻疹或接种疫苗有过敏史的孩子,不宜打预防针。因为疫苗中含有极其微量的过敏原,对一般儿童不会有任何影响,但对体质过敏的儿童来讲,由于其敏感性极高,也会发生变态反应，给儿童带来危害。

(8)患有白血病、恶性肿瘤者，不宜接种。

(9)严重腹泻或痢疾时，大便每天超过4次者不宜服用小儿麻痹糖丸活疫苗。因为腹泻时会把糖丸疫苗很快排泄，从而使疫苗失去作用。另外，腹泻如为病毒感染所致，会干扰疫苗产生免疫力。

(10)不宜接种疫苗的儿童有时会遇到意外必须接种，如被狂犬咬伤者必须接种狂犬疫苗，这时一定要在医生指导和密切观察下接种。

(11)当孩子患有急性疾病，如发热、腹泻、呕吐时，暂时不能打预防针。当孩子发热，体温超过37.5℃时，应请医生检查发热原因，待治愈后再接种，这是因为打防疫针会出现体温升高的反应，加重发热的病情。另外，发热往往是流感、麻疹、脑膜炎、肝炎等急性传染病的早期症状，接种疫苗不仅会加快发病，还会加重病情，使病情复杂，给医生诊断带来困难。同时，疫苗中的抗原成分与致病的细菌互相干扰，会影响抗体的生成。因此，当孩子发热时要及时告诉医生，以便待孩子病好后，医生再次根据情况预约合适的时间。

(12)空腹即饥饿时，血糖过低，可引起严重反应，此时不宜接种。

(13)在新生儿期有过颅内出血，或以后曾有不明原因的抽搐，怀疑或已经脑电图检查证实患有癫痫或中枢神经系统疾病的小儿，即使已接受治疗，只要尚未治愈，就不能接种。

(14)有抽搐史的宝宝接种卡介苗、口服脊髓灰质炎糖丸，一般都没有关系，注射麻疹疫苗关系也不大，但接种百日咳菌苗或“白百破”混合制剂时，必须谨慎，以免产生神经系统的严重症状。

(15)近1个月内注射过丙种球蛋白的宝宝，不宜接种。

(16)如果发现宝宝有免疫缺陷，不能进行任何预防接种。

(17)青紫型先天性心脏病，或已出现心功能障碍的先天性心脏病患儿，不能打预防针。

二、疫苗知识

1. 什么是疫苗?

“疫苗”是对各种免疫制剂的概括总称。在免疫制剂中,有些是用细菌的菌体制备的,故称为菌苗,如用人工方法经过上百次培养而制出的预防结核病的卡介苗;用特殊消毒方法杀灭其细菌而制出的伤寒菌苗;有些是用病毒颗粒制备的,则称为疫苗,如减低毒力的麻疹活疫苗、脊髓灰质炎糖丸等;有些是用细菌代谢所产生的毒素制备的,称为类毒素,如破伤风、白喉类毒素等。无论是菌苗、疫苗、类毒素都能在接种后激发人体对抗某些传染病的免疫能力。

2. 疫苗是怎样分类的?

目前,疫苗一般分为四大类。

(1) 灭活疫苗:选用免疫原性强的病原微生物经培养,用物理或化学方法将其灭活后,再经纯化制成。灭活疫苗使用的毒种一般是强毒株,但使用减毒的弱毒株也有良好的免疫原性,如用萨宾(Sabin)减毒株生产的脊髓灰质炎灭活疫苗。灭活疫苗已失去对机体的感染力，但仍保持其免疫原性，可以刺激机体产生相应的免疫力，抵抗野毒株的感染。灭活疫苗免疫效果良好，在2℃～8℃下一般可保存1年以上，没有毒力返祖的风险；但灭活疫苗进入人体后不能生长繁殖，对人体刺激时间短，要获得强而持久的免疫力，一般需要加入佐剂，且需多次、大剂量注射，并缺乏自然感染的局部免疫保护。包括细菌、病毒、立克次体及类毒素制剂。

(2)减毒活疫苗：是采用人工定向变异的方法，或从自然界筛选出毒力高度减弱或基本无毒的活的微生物制成的疫苗。减毒活疫苗接种后，在机体内有一定的生长繁殖能力，可使机体发生类似隐性感染或轻度感染的反应，但不产生临床症状，免疫效果强而持久，一般只需接种1次，且用量较小，除刺激机体产生细胞免疫和体液免疫外，尚能产生局部免疫保护。但减毒活疫苗须在低温条件下保存及运输，有效期相对较短，存在毒力返祖的风险。

(3)亚单位疫苗：在大分子抗原携带的多种特异性的抗原决定簇中，只有少量抗原部位对保护性免疫应答起重要作用。通过化学分解或有控制性的蛋白质水解方法使天然蛋白质分离，提取细菌、病毒的特殊蛋白质结构，筛选出具有免疫活性的片段制成的疫苗，称为亚单位疫苗。亚单位疫苗仅有几种主要表面蛋白质，因而能消除许多无关抗原诱发的抗体，从而减少疫苗的不良反应和疫苗引起的相关疾病。A群脑膜炎球菌多糖疫苗、伤寒Vi多糖疫苗是比较早的亚单位疫苗，该类疫苗减少了全菌疫苗使用中所出现的不良反应。此外，流感裂解疫苗的免疫效果及安全性已在国内外的广泛应用中得到了肯定。亚单位疫苗的不足之处是免疫原性较低，需与佐剂合用才能产生好的免疫效果。所以，若全菌（病毒）疫苗不存在严重不良反应，仍应以全菌（病毒）疫苗为首选。

(4)基因工程疫苗：是使用DNA重组生物技术，把病原体外壳蛋白质中能诱发机体免疫应答的天然或人工合成的遗传物质定向插入细菌、酵母或哺乳动物细胞中，使之充分表达，经纯化后而制得的疫苗。应用基因工程技术能制出不含感染性物质的亚单位疫苗、稳定的以活病毒为载体的减毒疫苗，以及能预防多种疾病的多价疫苗。这是继第一代传统疫苗之后的第二代疫苗，具有安全、有效、免疫应答长久、联合免疫易于实现等优点。目前我国开展的甲型、乙型肝炎疫苗均为基因疫苗。

3. 我国儿童接种疫苗的分类有哪些？

(1)第一类疫苗：是指政府免费向公民提供，公民应当依照政府的规定受种的疫苗，包括国家免疫规划确定的疫苗，省、自治区、直辖市人民政府在执行国家免疫规划时增加的疫苗，以及县级以上人民政府或其卫生主管部门组织的应急接种或群体性预防接种所使用的疫苗。包括以下种类：

①乙型肝炎疫苗。接种 3 剂次，儿童出生时、1 月龄、6 月龄各接种 1 剂次，第一剂在出生后 24 小时内接种。

②卡介苗。接种 1 剂次，儿童出生时接种。

③脊灰疫苗。接种 4 剂次，儿童 2 月龄、3 月龄、4 月龄和 4 周岁各接种 1 剂次。

④百白破疫苗。接种 4 剂次，儿童 3 月龄、4 月龄、5 月龄和 18～24 月龄各接种 1 剂次。

⑤白破疫苗。接种 1 剂次，儿童 6 周岁时接种。

⑥麻疹疫苗。儿童满 8 月龄进行麻疹疫苗的基础免疫，1 岁半至 2 岁复种 1 次。

⑦麻腮风疫苗。1 岁半至 2 岁的儿童接种。

⑧流脑疫苗。接种 4 剂次，儿童 6～18 月龄接种 2 剂次 A 群流脑疫苗，3 周岁、6 周岁各接种 1 剂次 A+C 群流脑疫苗。

⑨乙脑疫苗。乙脑减毒活疫苗接种 2 剂次，儿童 8 月龄和 2 周岁各接种 1 剂次。乙脑灭活疫苗接种 4 剂次，儿童 8 月龄接种 2 剂次，2 周岁和 6 周岁各接种 1 剂次。

⑩甲肝疫苗。甲肝减毒活疫苗接种 1 剂次，儿

童 18 月龄接种。甲肝灭活疫苗接种 2 剂次，儿童 18 月龄和 24～30 月龄各接种 1 剂次。

(2)第二类疫苗：是指由公民自费并且自愿受种的其他疫苗。主要包括以下种类：①小儿肺炎球菌结合疫苗(小儿肺炎疫苗)；②水痘疫苗；③流感疫苗；④B 型流感嗜血杆菌疫苗；⑤狂犬病疫苗；⑥肺炎球菌多糖疫苗。

4. 我国常用疫苗的种类有哪些？

目前使用的主要有 10 种疫苗，可预防 12 种传染病。

(1)麻疹疫苗：麻疹疫苗是一种减毒活疫苗，接种反应较轻微，免疫持久性良好，婴儿出生后按期接种，可以预防麻疹。

(2)脊髓灰质炎疫苗(简称脊灰糖丸)：脊灰糖丸是一种口服疫苗制剂，白色颗粒状糖丸，接种安全。婴儿出生后按计划服用糖丸，可有效地预防脊髓灰质炎(小儿麻痹症)。

(3)百白破制剂：是将百日咳菌苗、精制白喉类毒素及精制破伤风类毒素混合制成，可同时预防百日咳、白喉和破伤风。

(4)卡介苗：采用无毒牛型结核杆菌制成，安全有效。婴儿出生后按计划接种，是预防结核病的一项可靠措施。

(5)乙脑疫苗:乙脑疫苗系将流行性乙型脑炎病毒感染地鼠肾细胞,培育后收获病毒液冻干制成减毒活疫苗,用于预防流行性乙型脑炎。

(6)流脑菌苗:系用A群脑膜炎双球菌,以化学方法提取多糖抗原冻干制成。专供预防A群脑膜炎球菌所引起的流行性脑脊髓膜炎。

(7)乙型肝炎疫苗:目前使用的有乙型肝炎血源疫苗和基因工程乙型肝炎疫苗两种,均用于预防乙型病毒性肝炎。

乙型肝炎血源疫苗系由无症状乙型肝炎表面抗原(HBsAg)阳性携带者血浆提取的HBsAg经纯化灭活及加佐剂吸附后制成。

基因工程乙型肝炎疫苗是一种乙型肝炎亚单位疫苗,系采用现代生物技术将乙型肝炎病毒中表达表面抗原的基因克隆进入酵母菌中,通过培养这种重组酵母菌来获取HBsAg亚单位,经纯化加佐剂吸附后制成。这种新一代乙型肝炎疫苗具有安全、高效等优点。

(8)甲肝疫苗:系将对人无害,具有良好免疫原性的甲型肝炎病毒减毒株接种于人二倍体细胞,培养后经抽提和纯化溶于含氨基酸的盐平衡溶液,用于预防甲型病毒性肝炎。

(9)流行性腮腺炎活疫苗:系将流行性腮腺炎病毒减毒株接种鸡胚细胞经培育,收获病毒液后冻干制成。用于预防流行性腮腺炎。

(10)风疹疫苗:系用风疹病毒减毒株 BPDⅡ感染人二倍体细胞培养制成,冻干疫苗溶解后呈澄明橘色。用于预防风疹。

5. 国产疫苗和进口疫苗有什么区别?

家长带孩子去防疫站打预防针,医生常问要进口的疫苗还是国产的,一些预防针价格区别很大。为何进口的要比国产的贵许多呢?国产疫苗和进口疫苗又有什么不同呢?国产疫苗能让人放心吗?

(1)国产疫苗和进口疫苗都安全有效:卫生防疫部门的解释认为,"不管是进口还是国产疫苗,都经过国家检验合格,安全有效"。国产疫苗和进口疫苗都通过了国家卫生部门的严格检查,生产线都是按照 GMP 要求,由国家医药监督管理局批准生产。

(2)价格差异和稳定性不同:临床观察,国产、进口疫苗安全有效,区别主要在于价格差异和稳定性不同。

价格上的差异在于进口疫苗和国产疫苗毒株及其培养工艺不同,以及由此引起的产生抗体数量的多少、防疫时间的长短、不良反应的大小等方面的区别。它们之间的不同只是体现在价格和制作工艺上,进口疫苗在制作工艺上更人性化一些,药物纯度更高，不良反应程度稍低；但国内生产的一部分疫苗比国外所生产的还要好。同时，进口疫苗因为诸多原因比国产疫苗的价格高出很多。

6. 疫苗接种应了解的常识有哪些？

(1)是否接种计划外的疫苗：疫苗不是接种得越多越好，对于计划外疫苗，可根据实际需要决定：①提倡接种的有腮腺炎疫苗、水痘疫苗。②可接种或可不接种的有流感疫苗、肺炎疫苗。③流行高发区应接种的有甲肝疫苗。④意外情况下，如被犬或其他动物咬伤后应接种狂犬疫苗。

(2)接种疫苗是否伤害人体自身免疫系统：免疫系统每天都在面对不同的外来抗原。研究表明，婴幼儿的免疫系统并不像人们想象的那么弱，足以安全有效地应对疫苗对免疫系统构成的挑战。疫苗不会削弱婴幼儿的免疫系统，反而会增强婴幼儿防范严重疾病的能力。

(3)哪些情况下不能接种疫苗：以下情况的儿童一般应禁忌或暂缓接种疫苗：①患有皮炎、化脓性皮肤病、严重湿疹的小儿不宜接种，病愈后方可进行接种。②体温超过 37.5℃，有腋下淋巴结肿大的小儿不宜接种，应查明病因治愈后再接种。

(4)接种疫苗后哪些症状为正常反应：儿童接种疫苗后出现低热、针孔处红肿和硬结等现象是正常的，一般在预防接种后24小时左右出现。接种部位反应较重的可引起附近的淋巴结、淋巴管发炎。注射部位肿大的硬结范围又分为轻、中、重。

(5)重复或漏种疫苗有哪些后果：重复接种，如果与前一针间隔比较近，可能会影响效果，需要采取一些措施进行补救。如果多种了疫苗，在头一两天或头1周要注意观察不良反应。但一般来讲，不良反应几率不会因此增加。

(6)接种多久后出现症状可能是疫苗导致的：一般非活性疫苗的反应大多是在接种疫苗1～2天以内发生；活性疫苗则因为需要一段潜伏期才会出现症状，一般是在1～2周之间。

(7)接种疫苗后出现哪些症状需要就医：如出现接种部位肿大、接种一侧的腋窝淋巴结肿大、发热、头痛、呕吐等症状，一定要去医院处理。此外，婴儿的表现不同寻常时，要接受接种医生的检查。

(8)哪些疫苗不良反应更大：伤寒、副伤寒、三联菌苗接种后反应比较大。三联菌苗是一种杀死了的菌体菌苗，由于伤寒、副伤寒菌体内含有的内毒素毒性比其他肠道菌大，所以菌苗接种后反应比较大。常见的反应有注射部位红肿、胀痛，高热，嗜睡，疲倦等反应。

(9)减少疫苗接种后的反应：打针后2～3天内应避免剧烈活动，注意注射部位的清洁卫生。暂时不要洗澡，以防局部感染。

7. 什么是计划内疫苗?

计划内疫苗(一类疫苗)是国家规定纳入计划免疫，属于免费疫苗，是从宝宝出生后必须进行接种的。计划免疫包括两个程序：一是全程足量的基础免疫，即在1周岁内完成的初次接种；二是以后的加强免疫，即根据疫苗的免疫持久性及人群的免疫水平和疾病流行情况适时地进行复种。这样才能巩固免疫效果，达到预防疾病的目的。

7种计划内疫苗包括：卡介苗、乙型肝炎疫苗、脊髓灰质炎疫苗、百白破三联疫苗、麻疹疫苗、乙脑疫苗、流脑疫苗。它们分别可预防9种疾病，包括结核病、乙型病毒性肝炎、脊髓灰质炎(小儿麻痹)、百日咳、白喉、破伤风、麻疹、流行性乙型脑炎、流行性脑脊髓膜炎(表1)。

表1　计划内疫苗接种时间

疫苗种类	接种对象月(年)龄	接种次数	预防疾病种类
卡介苗	出生时	1	肺结核
乙型肝炎疫苗	0、1、6月龄	3	乙型病毒性肝炎
脊髓灰质炎疫苗	2、3、4月龄，4周岁	4	脊髓灰质炎

续表

疫苗种类	接种对象月(年)龄	接种次数	预防疾病种类
百白破疫苗	3、4、5月龄和18～24月龄	4	百日咳、白喉、破伤风
白破疫苗	6岁和16岁	2	白喉、破伤风
麻疹疫苗	8个月	1	麻疹
麻腮风疫苗	18～24月龄和4岁	2	麻疹、风疹、腮腺炎
乙脑疫苗	8月龄，2周岁	2	流行性乙型脑炎
A群流脑疫苗	6～18月龄	2	流行性脑脊髓膜炎
A+C群流脑疫苗	3周岁、6周岁	2	流行性脑脊髓膜炎
甲肝疫苗	18月龄和2岁	2	甲型肝炎

8. 计划内疫苗的预防特点有哪些？

(1)卡介苗：是一种减毒的活性牛型结核杆菌疫苗，接种卡介苗可以使人体产生对结核病的抵抗力，以预防结核病(俗称肺痨)。婴幼儿的抵抗力最弱，而结核病主要经呼吸道传播，如果空气中有结核菌，宝宝很可能受到感染，从而发生急性结核病。因此，每一个健康的婴儿都要接种卡介苗。接种后7～14日在接种部位有红色小节，微有痛痒。4～6周可变成脓疱或溃疡。经 2～3 个月溃疡自然愈合。这些都是接种后的正常反应，家长不必担心。

不宜接种的宝宝

①早产儿。如果你家宝宝早产，一般暂时不接种卡介苗，因为接种后不易产生免疫力，且成功率低。何时接种医生会告诉你。

②孕妈妈为结核病患者，所生新生儿应做结核菌素试验，阳性反应就不应接种，以免发生不良反应。

③新生儿如果患有肾脏病、心脏病、全身皮肤病、腹泻，或注射部位有脓疱疮、湿疹等疾病均不宜接种。

④具有先天性免疫缺陷的孩子不宜接种。

(2)乙型肝炎疫苗：即从乙型肝炎病毒携带者血浆中分离乙型肝炎表面抗原(HBsAg)，经处理后而制成。在发展中国家，乙型病毒性肝炎的发病率非常高。乙型肝炎妈妈很容易将乙型肝炎病毒传染给宝宝。研究发现，慢性乙型病毒性肝炎的发病几率与感染时的年龄密切相关，1 岁以内感染乙型肝炎病毒后约有 90％发展成慢性乙型肝炎患者，而青壮年、成年人感染后成为慢性乙型肝炎患者的比例只有 5％。因此，接种乙型肝炎疫苗是降低乙型肝炎病毒携带率、减少乙型病毒性肝炎危害的最好方法。接种乙型肝炎疫苗后局部发生肿块、疼痛，少数伴有轻度发热、不安、食欲减退，在2～3天内自动消失。抗体一般在注射后1～2个月后出现。如果家人没有患乙型病毒性肝炎的，则不必复查。若是家人患有乙型肝炎的，需要查看孩子有无抗体出现，并且每2年检查1次，是否需要加强免疫。其实乙型肝炎抗体也会消失但每个人的情况不同。一般在3～5年有必要复种1次。

(3)脊髓灰质炎疫苗：脊髓灰质炎是由(脊灰)病毒引起的小儿急性传染病，5岁以下宝宝的发生率特别高，所以又称为小儿麻痹症。这种病毒潜藏在玩具、文具、饮用水中，当宝宝吃进病毒后，大部分不会有问题，但有1‰～1%的人出现症状，病毒通过口腔进入胃肠，随后侵犯脊髓，主要损害患儿脊髓中管理运动的部位——脊髓前角运动神经细胞。造成弛缓性肌肉麻痹，发生麻痹症的儿童多数留下跛行，终身致残。

脊灰糖丸是一种口服疫苗制剂，白色颗粒状糖丸，接种安全。一般首次免疫从2月龄开始，连服3次，间隔4～6周，4岁时再加强免疫1次。口服疫苗后约2周体内即可产生抗体。只有极少数婴幼儿服用脊灰疫苗后发生一过性腹泻，可不治自愈。口服脊髓灰质炎疫苗要用凉开水服用，因为它是活疫苗，特别怕热，温度高就可失去活性，因此不能加在热水或热的食物中服用，以免疫苗失效。如果喝水或喂奶要在 30 分钟以后服用。

(4)百白破疫苗:百白破是白喉、百日咳、破伤风的简称。

①百日咳。是由百日咳杆菌所致的急性呼吸道传染病。表现为阵发性痉挛性咳嗽、鸡鸣样吸气吼声为特征,病程可长达 2～3 个月,所以称为百日咳。病毒主要通过飞沫传播。母体无足够的保护性抗体传给胎儿,6 个月以下婴幼儿发病较多,病后可获持久免疫力。

②白喉。是由白喉杆菌引起的急性呼吸道传染病。表现为咽、喉、鼻部黏膜充血,肿胀并有不易脱落的灰白色假膜形成。由于细菌产生的外毒素所致全身中毒症状,严重者可并发心肌炎和末梢神经麻痹。

③破伤风。破伤风杆菌广泛存在于泥土和人畜粪便中。一切开放性损伤,如开放性骨折、烧伤,甚至细小的伤口,如针刺或锈钉刺伤,均有可能发生破伤风。表现为张口困难,牙关紧闭;表情肌痉挛,患者出现“苦笑”面容;背部肌肉痉挛,头后仰出现所谓的角弓反张,可造成呼吸停止而窒息死亡。

宝宝 3、4、5 个月及 1 岁 6 个月时均应各接种 1 针百白破疫苗。接种后局部可出现红肿、疼痛、发痒或有低热、疲倦、头痛等。一般不需特殊处理即自行消退。

(5)流脑疫苗:流行性脑脊髓膜炎(流脑)是由脑膜炎双球菌引起的化脓性脑膜炎。多见于冬春季节,2～4 月是发病高峰。流脑病菌存在于人体鼻咽腔分泌物中,通过说话、咳嗽、打喷嚏等方式经空气飞沫传播,与带菌者密切接触,如怀抱、喂奶等是 2 岁以下幼儿感染的重要途径。人感染流脑后往往没有症状,成为无症状的携带状态,只有不到 1%的人会出现临床症状。患者主要是 15 岁以下的少年儿童,6 个月至 2 岁的婴幼儿尤其容易感染。本病表现为高热、头痛、喷射状呕吐、脖子发硬。流脑双球菌也可以进入血液,引起败血症,皮肤出现紫色的瘀点或瘀斑。病死率为 5%～10%。患脑膜炎会引起脑部损伤而遗留听力下降或耳聋、智力低下等后遗症。

流脑疫苗应在 6～18 个月时接种第一、二剂,两次间隔时间不少于 3 个月;3 岁时接种第三剂,与第二剂接种间隔时间不得少于 1 年;小学四年级时接种第四剂,与第三剂接种间隔时间不得少于 3 年。接种流脑多糖疫苗后反应都比较轻微。局部可有些红晕和压痛,一般 24 小时内消退,少数人在注射局部还会出现小的硬块。大多数人没有全身反应的症状,偶尔出现短暂的低热。

(6)麻疹疫苗:系用麻疹病毒减毒株接种鸡胚细胞经培养收获病毒液后冻干制成。麻疹患儿是惟一的传染源，患儿从接触麻疹后7日至出疹后5日均有传染性，病毒存在于眼结膜、鼻、口、咽和气管等的分泌物中，通过喷嚏、咳嗽和说话等由飞沫传播。其传染性极强，易感者接触后90%以上均发病，过去在城市中每2～3年流行1次，1～5岁小儿发病率最高。初次接种8个月，复种时为6岁。接种后注射部位一般无反应。在6～10天少数可有发热，2天恢复正常，个别儿童接种1周内出现散在性皮疹，可伴有发热、流涕、咳嗽、喷嚏等症状，一般2～4天消失，以上反应不需处理，如体温超过39℃则需退热和对症处理。

(7)乙脑疫苗：是预防流行性乙型脑炎的有效措施。流行性乙型脑炎是我国夏秋季节常见的疾病。多发生于儿童，尤其是10岁以下的儿童最易感染。乙型脑炎病毒侵入人体后，只有当人体防御功能低弱时病毒才穿越血脑屏障侵入中枢神经系统而发病。从乙型脑炎病毒侵入到发病，一般要经过4～21天，平均14天。人体被感染后，常造成患者死亡或留下神经系统后遗症。

接种时间为满龄月以后，连续接种2针次，间隔7～10天；第2年及6周岁各加强1针次。每年3～5月份接种。接种后，局部出现红肿、疼痛，1～2天内消退。少数有发热，一般均在38°C以下。少数有头晕、头痛、不适等自觉症状。偶有皮疹、血管性水肿和变态性休克发生。

9. 国家规定强制免疫的疫苗有哪些?

(1)出生时:乙型肝炎疫苗(第一次)、卡介苗。

(2)1月龄:乙型肝炎疫苗(第二次)。

(3)2月龄:脊髓灰质炎疫苗(第一次)。

(4)3月龄:脊髓灰质炎疫苗(第二次)、百白破(第一次)。

(5)4月龄:脊髓灰质炎疫苗(第三次)、百白破(第二次)。

(6)5月龄:百白破(第三次)。

(7)6月龄:乙型肝炎疫苗(第三次)、A群流脑疫苗(第一次)。

(8)8月龄:麻疹疫苗(第一次)、乙脑疫苗(非活第一、二次)、(减活第一次)。

(9)9月龄:A群流脑疫苗(第二次)。

(10)18月龄:百白破(第四次)、麻疹疫苗(第二次)。

(11)2岁:乙脑疫苗(非活第三次)、(减活第二次)。

(12)3岁:A群流脑疫苗(第三次)。

(13)4岁:脊髓灰质炎疫苗(第四次)。

(14)6岁:乙脑疫苗(非活第四次)、(减活第三次)、A群流脑疫苗(第四次)、精白破(第一次)。

(15)16岁:精白破(第二次)。

10. 成年人需要接种的疫苗有哪些?

(1)白喉、破伤风类毒素疫苗:我国白喉发病率年龄高移,成人对白喉免疫水平下降,锡克反应阳性率较高。因而,有必要对少年和成年人进行白喉类疫苗接种;对发生伤口破损者需做破伤风类疫苗注射。目前,我国已有统一配方的低单位成年人用白、破二联类疫苗,可供少年和成年人加强免疫。发生创伤机会较多的人群(如军人、警察及各种建筑工人和孕妇)应及时接种,由于成年人接种该疫苗容易引起变态反应,成年人接种宜用低剂量。少年和成年人不作为常规注射,如果遇到白喉、百日咳流行时期,或接触到时,可以先用抗毒素先行被动免疫,之后再行类毒素全程免疫。注射之前没有必要检查抗体。

(2)麻疹疫苗、腮腺炎疫苗:据报道,近年来我国麻疹发病年龄高移,少年和成年人发病率占相当大的比例,原因是有的地方只抓基础免疫而忽略加强免疫。近年来,我国一些省市已把麻疹疫苗纳入大、中专(包括中学生)入学新生和新兵入伍的接种常规。麻疹疫苗成年人复种剂量为0.5毫升,注射部位为上臂外侧三角肌附着处皮下注射。另外,腮腺炎男性患者中约有20%并发睾丸炎，危害较大，因而应注意流行性腮腺炎疫苗接种。本病疫苗一般都是和麻疹、风疹制成联合疫苗，注射部位同麻疹疫苗。麻疹疫苗、水痘疫苗、腮腺炎减毒活疫苗注射1次后，免疫期6～10年，所以仅儿童时期接种过1次是不够的，对于少年、成年人来说，有必要在麻疹、水痘、腮腺炎流行期或周围有类似发病时及时接种，接种之前无需检查抗体。

(3)乙型肝炎疫苗、甲肝疫苗：我国是甲型和乙型病毒性肝炎的高发区域，人群乙型肝炎病毒的感染率高，我国约有1.3亿(占10%)的乙型肝炎病毒表面抗原阳性者。因此，成年人特别是那些经常接触血液和分泌物，以及钱币等的医务、财会及售货人员尤需接种乙型肝炎疫苗。甲型肝炎病毒只表现一个血清型，目前尚未发现有病毒变异。因此，接种甲肝疫苗后血清抗体水平升高，人体安全性能好。为此，凡接触甲型肝炎较多的行业人员可酌情接种。主要指学生、军警人员、医务人员、餐饮人员及集体生活人员等，甲肝疫苗有效免疫期为20年。

(4)流脑菌苗、乙脑疫苗：乙脑的高发年龄虽然是15岁以下的少年儿童，但成年人的发病率仍占相当的比例。在流动人口集中的地方，流脑暴发流行仍有发生。因此，在这类地域及大型建筑工地周围的人群、开放城市人群等均应接种流脑菌苗，流脑菌苗接种量为0.5毫升，于上臂外侧三角肌处皮下注射1次即可。从非流行区到流行区工作的人员也要接种乙脑疫苗。乙型脑炎疫苗免疫期只有1年，所以应该在每1年的流行期加注1次。

(5)风疹疫苗、狂犬疫苗：风疹是一种常见的病毒传染病，成年人患风疹时症状较轻，有时可无自觉症状，但孕妇若感染了风疹病毒，不论症状轻重，都可能引起流产或胎儿畸形。因此，育龄妇女在孕前应做风疹疫苗注射，有预防风疹病毒感染、防止胎儿畸形的作用。接种3个月内避免妊娠，接种之前无需检查身体。被犬、猫、猪等家畜咬伤和从事兽医、驯兽、动物饲养工作的人员应注射狂犬疫苗。狂犬疫苗对于各种人员的预防接种方法为：先注射3针，2年后再加强注射1针。

(6)其他疫苗：从事环卫和污物处理的工人，应做白喉、破伤风二联菌苗接种，酌情还可做伤寒菌苗、霍乱菌苗、脊灰疫苗等接种；从事医学微生物实验的人员，直接接触如鼠疫杆菌、炭疽杆菌等检验工作，亦应做相应的疫苗接种。还可以根据情况及时接种的，如水痘、流感、甲型肝炎、出血热、黄热病疫苗，霍乱、伤寒、副伤寒甲乙四联菌苗，布鲁杆菌苗、鼠疫菌苗、炭疽菌苗、钩端螺旋体菌苗等疫苗，可在当地流行前选用。成年人也可在流行季节到来前接种疫苗，如流行性乙型脑炎是在夏、秋季蚊子活动猖獗时流行，在蚊子出现前1～4周注射乙脑疫苗，就可以达到预防目的。长年在某些传染病的发病区（疫区）工作、生活，如森林脑炎、布鲁杆菌病、钩端螺旋体病、炭疽等疫区，应每年重复注射相应疫苗。到疫区出差、旅游，在临行前1～4周可注射相应疫苗。在参战、参加抗洪救灾任务前应注射相应疫苗。

11. 成年人在什么情况下不能接种疫苗？

成年人有下列情况者，不宜进行预防接种：①正在发热，体温超过37.5℃，应查明发热原因，治愈后再接种。②正患急性传染病或痊愈后不足2周，应缓期接种。③患有活动性肝炎、活动性肺结核、肾脏疾病、严重心脏病不宜接种。④肿瘤患者应用免疫抑制药时不宜接种。⑤患有神经系统疾病，如癔症、癫痫、大脑发育不全等也不宜接种。⑥过敏体质，有哮喘、荨麻疹、接种疫苗发生过敏者不宜接种。⑦重度营养不良、严重佝偻病、先天性免疫缺陷者不宜接种。⑧妊娠期、哺乳期及月经期应推迟接种某些疫苗。

12. 孕前需要接种哪些疫苗？

(1) 乙型肝炎疫苗：为预防乙型病毒性肝炎，并使胎儿免遭乙型肝炎病毒侵害，孕前可以注射乙型肝炎疫苗。接种时间应按照0、1、6月的程序注射。即从第1针算起，在此后1个月时注射第2针，在6个月时注射第3针。建议在孕前9个月进行接种。免疫率可达95%以上，有效期5～9年。

(2) 甲肝疫苗：甲肝病毒可以通过水源、饮食传播。而妊娠期因内分泌的改变和营养需求量的增加，肝脏负担加重，抵抗病毒的能力减弱，极易被感染。因此，专家建议高危人群(经常出差或经常在外面就餐)应该在孕前注射疫苗。接种时间：应在孕前3个月。免疫效果可在接种8周，便可产生抗体，接种疫苗后3年可进行加强免疫。

(3) 风疹疫苗：如果孕妇被风疹病毒感染，25%风疹患者会在孕早期发生先兆流产、流产、胎死宫内等严重后果。最好的预防办法，就是在孕前接种风疹疫苗。时间应至少在孕前3个月。免疫有效率在98%，可达到终身免疫。

(4) 流感疫苗：属短效疫苗，抗病时间只能维持1年，适于儿童、老年人或抵抗力相对较弱的人群。对于孕期的防病、抗病意义不大。时间应在准备怀孕的前3个月，刚好是在流感疫苗注射期，则可考虑注射。如果已怀孕，应询问医生安全与否。免疫效果为1年。

(5) 水痘疫苗：孕早期感染水痘，可致胎儿先天性水痘或新生儿水痘；怀孕晚期感染水痘，可能导致孕妇患严重肺炎甚至致命。应在受孕前3～6个月接种疫苗。免疫效果可达10年以上。

13. 什么是计划外疫苗？

除国家规定宝宝必须接种的疫苗外，其他需要接种的疫苗属于推荐疫苗，也就是计划外疫苗，这些疫苗是本着自费自愿接种的原则（表2）。

表2　二类疫苗（计划外疫苗）接种时间

疫苗种类	接种对象与接种剂次	预防疾病种类
小儿肺炎球菌结合疫苗（小儿肺炎疫苗）	3～6月龄婴儿推荐接种4剂，7～11月龄接种3剂，12～33月龄幼儿推荐接种2剂，24月龄～5岁儿童接种1剂	肺炎球菌引起的肺炎、脑膜炎、败血症、中耳炎等肺炎球菌疾病
水痘疫苗	1～12岁儿童接种1剂，13岁及以上人群接种2剂	水痘
流感疫苗	从未接种过流感疫苗，或前1年仅接种了1剂流感疫苗的6月龄～8岁儿童，建议接种2剂，间隔≥4周；以后每年接种1剂即可；其他人群每年仅需接种1剂。推荐接种时间为9～11月份。	流行性感冒

续表

疫苗种类	接种对象与接种剂次	预防疾病种类
B 型流感嗜血杆菌疫苗	2～6 月龄儿童接种 3 剂,7～12 月龄儿童接种 2 剂,1～5 岁儿童接种 1 剂	B 型流感嗜血杆菌疾病
狂犬疫苗	于犬类动物咬伤或抓伤后当天、3、7、14 和 28 天共接种 5 剂	狂犬病
肺炎球菌多糖疫苗	2 岁以上高危人群(如 65 岁以上老年人、慢性疾病患者等),接种 1 剂	肺炎球菌引起的肺炎、脑膜炎、败血症、中耳炎等肺炎球菌疾病

14. 如何应用常用计划外疫苗?

(1)甲肝疫苗:甲型病毒性肝炎是一种病毒性消化道传染病,流行范围遍布全世界,其主要传播途径是经粪-口传播,即患者的排泄物污染水源、蔬菜、水果、食物及食具等经口而传播给健康人。春秋季是高发季节,对甲型病毒性肝炎的预防除采取不喝生水、生吃的瓜果蔬菜须消毒、不吃污染的水产品、不与患者密切接触外,最有效的方法就是注射甲型肝炎疫苗。甲肝疫苗是近来研制出的预防甲型病毒性肝炎的疫苗,具有良好的免疫原性。

①接种对象。1周岁以上未患过甲型病毒性肝炎者。

②禁忌证。肝炎患者及发热、急性传染病患者，严重慢性病患者，有免疫缺陷的人、孕妇、严重过敏体质者和正在使用免疫抑制药的人不可接种甲肝疫苗。

③使用方法及效果。上臂外侧三角肌附着处皮下注射。任何年龄每次只需注射1剂，即可达到免疫效果，一般抗体可以维持3～5年。

④接种反应及注意事项。接种后无局部和全身不良反应，疫苗安全可靠。注射疫苗侧上臂避免剧烈运动。

(2)乙型肝炎疫苗:乙型病毒性肝炎是由乙型肝炎病毒引起的以肝脏损害为主要临床特征的急性、慢性传染病，严重者可发展成肝硬化和肝癌。我国是乙型病毒性肝炎的高发区，约有1.2亿乙型肝炎病毒表面抗原(HBsAg)阳性携带者，乙型肝炎病毒总感染率高达60%，每年约有25万人死于与乙型肝炎有关的肝硬化和肝癌。乙型肝炎病毒存在于一切血液及分泌物中(如唾液、汗液、乳汁、宫颈分泌物等)。目前，全世界尚未有根治乙型病毒性肝炎及乙型病毒性肝炎并发症的特效药物，惟一有效的预防措施是注射乙型肝炎疫苗。乙型肝炎疫苗适用于所有可能感染乙型病毒性肝炎的人，重点注射对象一部分是新生儿、学龄前儿童，尤其是母亲在妊娠期间为病毒携带者的新生儿，另一部分是危险人群，包括接触乙型肝炎病毒的医护人员；直接接触血液、分泌物的医护人员；乙型病毒性肝炎患者和乙型肝炎病毒携带者的配偶、家庭成员或亲密接触者等。若孕妇为乙型肝炎表面抗原（HBsAg）阳性者，母亲和新生儿还需注射乙型肝炎免疫球蛋白。

①接种对象。所有可能感染乙型病毒性肝炎的人。

②禁忌证。肝炎患者以及发热、急性传染病者，严重慢性病患者，有免疫缺陷的人、严重过敏体质者和正在使用免疫抑制药的人不可接种乙型肝炎疫苗。

③使用方法及效果。上臂三角肌肌内注射，0、1、6 月连续 3 剂。如 1 月 1 日接种第一针，第二、三针分别为 2 月 1 日和 7 月 1 日。第二、三针的日期可延迟，但不能提前。注射后抗体可以维持 3～5 年，以后必须在医生指导下再加强注射。

④接种反应及注意事项。本疫苗非血液制品，安全可靠，很少有不良反应。极个别人可能有中、低度发热，或注射部位微痛，这种疼痛与疫苗中含有的吸附剂有关。这些轻微反应一般在 24 小时内消失。注射疫苗侧上臂避免剧烈运动。

（3）肺炎疫苗：肺炎球菌是世界范围内引起死亡

的重要原因之一。肺炎球菌常寄生在健康人的鼻咽部，有40％～70％的人带菌，当机体免疫功能降低时，病菌就会乘虚而入，造成肺炎。肺炎球菌感染，一是来自自身带菌，当抵抗力降低时，肺炎球菌向下呼吸道侵犯引起肺炎；二是被来自带菌的人或患者所传染，引起肺炎。近年来，由于肺炎球菌对抗生素产生不同程度的耐药性，有的地区竟达到50％，给治疗肺炎带来了困难。故对于肺炎应重在预防，接种肺炎疫苗便是预防的一种好办法。

①接种对象。人人都有发生肺炎的机会，但发生肺炎的高危人群包括：2岁以上的儿童；60岁以上的老年人；反复发作上呼吸道疾病，包括鼻窦炎、中耳炎的儿童和成年人；慢性病患者、免疫系统功能异常者、无脾脏者、医护工作者等。以上人群均为应接种“多价肺炎球菌疫苗”的主要对象。

②禁忌证。对疫苗中的任何成分过敏者；正在进行免疫抑制治疗的患者；具有严重心脏病或肺功能障碍的患者；妊娠期和哺乳期的妇女。

③使用方法及效果。上臂三角肌肌内或皮下注射，免疫保护期5年。在流感流行前，与流感疫苗联合使用增加免疫效果。

④接种反应及注意事项。少数人注射部位可出现疼痛、红肿反应，全身反应如发热、肌痛、虚弱等症状罕见，可在2～3天内自行恢复。

(4)流感疫苗:流行性感冒简称“流感”,是由流感病毒引起的一种急性、发热性呼吸道传染病。流感以其高发热率、严重并发症而威胁人类的健康,曾在世界上多次发生大规模的暴发流行,造成成千上万人的死亡。流感病毒的最大特点是容易变异,以逃避人群中对流感的免疫力,这也是流感在人类不断发生大流行而不能根除的原因。其中最常见的并发症是导致死亡,是慢性病患者、免疫力低下的老年人病残死亡的主要原因。目前对流感尚无特效药物进行治疗,每年在流感流行前接种流感疫苗是易感染者预防流感的最佳选择。

①接种对象。由于流感传染性极强,任何年龄的健康人都可能感染流感病毒,尤其是儿童、年老体弱者、慢性病患者等高危人群都是流感疫苗的接种对象。

②禁忌证。发热、急性病及慢性病活动期的患者,对疫苗中的任何一种成分、特别是对鸡蛋过敏者不宜接种。

③使用方法及效果。上臂三角肌肌内注射,每年只需接种 1 次,接种疫苗后 10～15 天可产生抗体,1 个月时抗体达高峰,免疫力可持续 1 年。

④接种反应及注意事项。少数人注射部位可出现疼痛、红肿反应,全身反应如发热、肌痛、虚弱等症状罕见,可在 2～3 天内自行恢复。

(5)狂犬疫苗:狂犬病是一种自然疫源性疾病，由狂犬病毒引起。人体由于被唾液腺中含有狂犬病病毒的动物咬伤,或由于抓伤处染有含狂犬病毒的唾液而感染。其临床表现为急性脑炎,最终导致死亡。狂犬病的临床症状大多出现在感染后的 20～90 天,其潜伏期短则几天,长者可达数十年以上,狂犬病一旦确诊,100%死亡。由于目前尚无特效治疗,暴露后只有立即实施免疫接种才能幸存。免疫接种是预防狂犬病发病的惟一有效的措施。

①接种对象。适用于以下 2 种情况:

●暴露后免疫,被患狂犬病或可疑患狂犬病的犬、猫等哺乳动物咬伤者及与上述咬伤者有接触者。

●暴露前免疫兽医,与兽医一道工作的技术人员,处理狂犬病毒污染物品的实验室人员,动物标本剥制人员,猎场看守人,狂犬病流行地区的林业人员、农民等,有暴露于狂犬病危险的婴儿。

②禁忌证

●暴露后免疫:由于狂犬病的致死性,对疫苗接种无任何禁忌证。

●暴露前免疫:对妊娠、急性发热性疾病时,可推迟接种。

③使用方法及效果

●暴露后免疫:接种 5 次,分别于接触狂犬病或疑有狂犬病的动物后的当天、第三天、第七天、第十四天和第三十天经皮下或肌内注射。根据感染的深度及危险程度,严重咬伤者在接种的当天先使用抗狂犬病免疫血清,可立即产生保护性抗体。

●暴露前免疫:采用世界卫生组织推荐的方案,接种 3 次(当天、第七天、第二十八天)。

④接种反应及注意事项。注射局部可出现轻微反应,如发红或轻度硬结,极少见发热反应。有变态反应者可进行相应的抗过敏治疗。确实对链霉素、新霉素过敏者慎用,接种过程中应忌酒、可乐、咖啡、浓茶、刺激性食物,激素和免疫抑制药可导致接种失败,也应慎用。

15. 如何选择计划外疫苗?

(1)体质虚弱的宝宝可考虑接种的疫苗

①流感疫苗。对 7 个月以上、患有哮喘、先天性心脏病、慢性肾炎、糖尿病等抵抗疾病能力差的宝宝,一旦流感流行,容易患病并诱发旧病发作或加重,家长应考虑接种。

②肺炎疫苗。因为肺炎是由多种细菌、病毒等微生物引起,单靠某种疫苗预防效果有限,一般健康的宝宝不主张选用。但体弱多病的宝宝,应该考虑选用。

(2)流行高发区应接种的疫苗

①B 型流感嗜血杆菌混合疫苗(Hib 疫苗)。世

界上已有20多个国家将Hib疫苗列入常规计划免疫。5岁以下宝宝容易感染B型流感嗜血杆菌。它不仅会引起小儿肺炎，还会引起小儿脑膜炎、败血症、脊髓炎、中耳炎、心包炎等严重疾病，是引起宝宝严重细菌感染的主要致病菌。

②轮状病毒疫苗。轮状病毒是3个月～2岁婴幼儿病毒性腹泻最常见的原因。接种轮状病毒疫苗能避免宝宝严重腹泻。

③狂犬疫苗。其发病后的死亡率几乎100%，世界上还未有一种有效的治疗狂犬病的方法，现代城市中养宠物的人增多，宝宝还不具备抵抗外界侵害的能力，容易被宠物所伤。所以，凡被动物咬伤或抓伤后，都应立即注射狂犬疫苗。

(3)即将上幼儿园的宝宝考虑接种的疫苗

①水痘疫苗。如果宝宝抵抗力差应该选用；对于身体好的宝宝可用可不用，不用的理由是水痘是良性自限性“传染病”，列入传染病管理范围。即使宝宝患了水痘，产生的并发症也很少。

②甲肝疫苗。甲型病毒性肝炎又称急性传染性病毒性肝炎，肝炎病毒通过消化道传染，流行范围较广。凡1岁以上未患过甲型病毒性肝炎但与甲型病毒性肝炎患者有密切接触的人，以及其他易感人群都应该接种甲肝疫苗。

16. 接种计划外疫苗时应该选择什么时间?

接种计划外疫苗时应该选择时间(表3)。

表3　接种计划外疫苗最佳时间

疫苗名称	最佳接种时间
Hib疫苗	7个月注射,间隔2～3个月注射1针,第二年加强1针效果最好
水痘疫苗	1岁以上接种
肺炎疫苗	2岁以上接种
流感疫苗	6个月以上的宝宝根据情况1年接种1次
甲肝疫苗	1岁以上接种
轮状病毒疫苗	6个月～3岁的宝宝可以每年口服1次

注:Hib疫苗,即B型流感嗜血杆菌多糖疫苗

17. 怎样给小儿挑选自费疫苗?

(1)口服轮状病毒活疫苗:小儿腹泻是由病毒性和细菌性感染引起的急性肠道传染病,其中50%～60%是由轮状病毒引起的病毒性腹泻,6个月～2岁以内婴幼儿发病率最高。轮状病毒具有高度传染性,一年四季均有发生,感染高峰期为秋冬季,所以称为秋季腹泻。小儿感染后一般出现以急性胃肠炎为主的临床症状,即水样腹泻,伴有发热、呕吐,腹泻

物多为白色米汤样或黄绿色蛋花汤样稀水便，有恶臭，治疗不当可导致脱水及严重的并发症，如肺炎、中毒性心肌炎等。目前对轮状病毒引起的病毒性腹泻尚无特效的治疗药物，接种轮状病毒活疫苗是预防的惟一有效手段。

最佳接种年龄及时间是 6 个月～3 岁，接种时间为 8～9 月份。

(2)水痘疫苗：水痘是小儿最常见的病毒性传染病，具有高度的传染性。患病初期，小儿的唾液中含有大量病毒，飞沫传播是其主要的传播途径。出水痘后，破溃的水疱中含有大量病毒，可污染玩具、毛巾、床单等。因此，水痘往往造成幼儿园的集体流行。患水痘之后，小儿会发热，接着面部及全身皮肤会长出水疱样、很痒的皮疹并很快发展为水疱，只要治疗及时，对症下药，通常 2 周可痊愈(皮疹消退)。但是，水痘仍有导致细菌性感染的可能，产生肺炎与脑炎等严重并发症的危险性。由于水痘是通过飞沫和接触传染的，因此预防较困难。

最佳接种年龄及时间。1 岁 8 个月以后接种 1 针即可。因其是春秋高发，因此入春入秋时接种更具保护作用。

(3)流感疫苗：流感是流行性感冒病毒引起的急性呼吸道传染病，主要表现为突发高热、全身酸痛、乏力和呼吸道症状。流感的传染力很强，常常会出现大范围甚至全球性暴发。患流感后很易引起并发症，如病毒性心肌炎、肺炎、支气管炎等。流感病毒的变异性很强，因此往往在流感传染时，所有人都没有免疫力，这也是流感易暴发流行的原因。同时，正因其变异性强，甚至一年一变，常常抗体还没改变而抗原已经改变了，疫苗抗体也就不起作用了。所以，必须接种最新的流感疫苗。

6 个月～3 岁为儿童剂型，需接种 2 次，2 次间隔 30 天。3 岁以上用成年人剂型，只需接种 1 次。按种时间为 9～10 月份。

(4)甲肝疫苗：甲肝是一种消化道传染病，刚开始发病的时候很像感冒，并有 3 天的发热，还会有恶心、呕吐、厌恶油食等症状，随后会出现尿色深红，皮肤、眼白发黄。检验血清胆红素和丙氨酸氨基转移酶都有明显增高。80%以上的甲肝患者在 3 个月内临床症状消失，肝功能恢复正常，6 个月内能完全治愈，不会转为慢性，也有极少出现重型肝炎的情况。甲肝的潜伏期较长，在 2～6 周。一般感染了甲肝后，除了出现甲肝的病症，同时会产生抗甲肝病毒的抗体，而且这种抗体会在人体内存在很多年，使人体对甲肝产生了长久的免疫力。

最佳接种年龄及时间，2 岁以上任何时间都可以。

(5)肺炎球菌疫苗：肺炎球菌通过空气，飞沫传播，可引起多种疾病，如肺炎、脑膜炎、关节炎、中耳炎、支气管炎等。起病初期出现高热、恶心、呕吐等症状。若是引起急性脑膜炎，可出现各种后遗症，如失明、瘫痪等。小儿 7 价肺炎球菌结合疫苗，适用于 2 岁以下婴幼儿及之前未接种过该疫苗的2～5 岁儿童。

接种参考表 4。

表 4　肺炎球菌疫苗接种

接种第一针时的年龄	基础免疫	加强免疫
3～6 月龄	3 针，每次接种至少间隔 1 个月	1 针，12～15 月龄
7～11 月龄	2 针，每次接种至少间隔 1 个月	1 针，12 月龄后，与第二次接种至少间隔 2 个月
12～23 月龄	2 针，每次接种至少间隔 2 个月	
24 月龄～5 岁	1 针	

(6)B 型流感嗜血杆菌疫苗（简称 Hib）：B 型流感嗜血杆菌病是严重的传染性疾病，主要通过飞沫传播。若 5 岁前的宝宝受到感染，常造成脑膜炎、肺炎、败血症等。欧美各国多已将这种疫苗列入常规注射。发病初期像感冒，出现发热、头痛、恶心、呕

吐等。

最佳接种年龄及时间。有 3 种免疫程序供选择。

第一种：0～6 个月，2、4、6 月，各接种 1 次。

第二种：6～12 个月，接种 2 次，每次间隔 2 个月。

第三种：1～5 岁接种 1 次。

任何时间均可接种。

18. 计划外疫苗应用必知有哪些？

(1)甲肝疫苗

①作用。预防甲型病毒性肝炎。

②免疫程序。3 周岁以上接种，进口疫苗间隔 6 个月加强 1 针，国产疫苗建议也间隔 6 个月加强。

③禁忌证。有发热体温＞37.5℃者，急性传染病或其他严重疾病者，免疫缺陷病和接受免疫抑制药治疗者，过敏体质者或孕妇禁用。

④反应。大多为注射部位疼痛，且可自行缓解，发红和肿胀，全身性反应基本上轻微，包括头痛、恶心、呕吐、发热和食欲下降，大多于注射后 24 小时消失。

(2)口服轮状病毒活疫苗

①作用。用于预防婴儿 A 群轮状病毒引起的腹泻。

②免疫程序。2个月至3岁婴幼儿每年服1次,3～5岁口服1次即可。

③禁忌证。身体不适,发热腋温37.5℃以上者,急性传染病或其他严重疾病者,免疫缺陷和接受免疫抑制治疗者。

④反应。口服后一般无不良反应,服疫苗后8～72小时内偶有低热、呕吐、腹泻等轻微反应,皆为一过性,无需特殊处理,必要时对症治疗。

(3)水痘减毒活疫苗

①作用。适用于12个月以上健康个体预防水痘的主动免疫。

②免疫程序。1周岁接种1剂,13岁及以上者接种2剂,间隔6～10周。

③禁忌证。患严重疾病或发热者可推迟接种,新霉素过敏者禁用,其他药物过敏者慎用,孕妇禁用。接种该疫苗后,再接种其他活疫苗须间隔5个月。

④反应。注射后一般无不良反应,个别人在接种部位可出现疼痛,偶有发热或伴有过敏性皮疹,一般不超过3天。

(4)麻疹、腮腺炎、风疹联合疫苗(M、M、R)

①作用。接种1针预防麻疹、流行性腮腺炎和风疹3种传染病。

②免疫程序。1.5～2岁接种1针,小学入学时

加强接种 1 针。

③禁忌证。妊娠期的妇女不宜接种，对新霉素和鸡蛋有过敏史或类变态反应者，急性严重发热性疾病，如呼吸道疾病、活动性肺结核、血液病、恶病质和恶性肿瘤等，本品不应用于免疫应答受损的个体，其中包括原发或继发的免疫缺陷疾病患者。另外个人或家族有惊厥史和脑外伤史者亦禁用。

④反应。常见的接种反应是在注射部位出现短时间的烧灼感及刺痛，极少数出现局部发红疱疹、发热、局部疼痛肿胀、腮腺肿大(占 0.7%)，发热性惊厥(占 0.2%)

(5)Hib 疫苗(B 型流感嗜血杆菌疫苗)

①作用。适用于 6 周龄以上婴儿的主动免疫，以预防 B 型流感嗜血杆菌引起的侵袭性疾病，脑膜炎、肺炎、败血症、会厌炎等。

②免疫程序。2～6 月龄儿童，接种 3 针，间隔 1～2 个月；7～11 月龄，接种 2 针，间隔 1～2 个月；12 月龄～5 岁仅需接种 1 针。

③禁忌证。对发热或患急性感染性疾病的个体不能进行 Hib 疫苗的接种，对疫苗中任何一种成分，特别是破伤风类毒素过敏者禁忌。

④反应。接种后 48 小时内局部反应常见有注射部位轻微发红，可自行缓解，其他报道的局部反应是接种部位的轻微肿胀和疼痛。若接种后发生全身

轻微反应，可于48小时内自行缓解，包括发热、食欲缺乏、烦躁、呕吐、腹泻及异常啼哭。

(6)流感疫苗

①作用。预防流感病毒引起的急性呼吸道传染病。

②免疫程序。满6月龄以上儿童、成年人及老年人都可注射，建议秋季或冬季前接种，每年注射1针即可。6～36个月儿童接种2剂，每剂0.25毫升，间隔4周，3岁以上接种1剂，每剂0.5毫升。

③禁忌证。发热、急性病及慢性病活动期者最好推迟接种，对疫苗中任何一种成分，特别是鸡蛋过敏者禁忌。

④反应。少数疫苗接种者出现局部不良反应，疼痛、发红、肿胀，全身性不良反应如低热，不适，这些症状可自行缓解。

(7)风疹疫苗

①作用。预防风疹病毒引起的急性传染病。

②免疫程序。对12月龄～14岁人群接种1针。

③禁忌证。孕妇禁用，育龄期妇女在接种疫苗后3个月内应避孕，免疫缺陷病，患有严重疾病和发热、过敏体质者，有神经系统疾患和精神病、癫痫、癌症、脑炎后遗症、抽搐等疾患或有既往病史者。

④反应。小儿接种后6～11天少数有低热、皮疹、淋巴结炎；接种反应见于成年人，免疫后2～4

周，少数人可发生暂时性关节炎症状，可对症处理，无后遗症。

(8)腮腺炎疫苗

①作用。预防腮腺炎病毒引起的急性呼吸道传染病。

②免疫程序。满8月龄以上儿童接种1针。

③禁忌证。严重疾病、急慢性感染者，有发热、过敏反应者及孕妇。

④反应。一般无局部反应，在注射后6～10天时少数人可能发热，一般不超过2天。

19. 预防接种后多久才能产生免疫力?

预防接种后人体需要经过一段时间才能产生免疫力。这段时间在医学上称为诱导期。诱导期时间的长短取决于生物制品的种类、接种次数、接种途径及身体的健康状况等。一般来说，初次接种的诱导期长，3～4周才能产生有效的免疫，其免疫力相对来说较弱，维持时间短；而再次接种的诱导期较短，只要1周就能产生有效的免疫，其免疫力强，维持时间也长。所以，在预防某些有明显季节性的传染病时，最好在该病的流行季节前1个多月完成预防接种，以有效地防止发病。

20. 孕妇接种疫苗应具有哪些知识?

孕妇接种疫苗可能会危及胎儿,引起流产或早产,所以最好在未怀孕时进行接种。凡有流产史的孕妇,为安全起见,均不宜接受任何防疫接种。但在就诊时应说明已怀孕,医生会选择对胎儿没有影响又必要在孕期接种的疫苗。

(1)狂犬疫苗:孕妇若被犬、猫、狼、猴等动物咬伤,应注射狂犬疫苗。

①接种方法。在咬伤当天和第3、7、14、30天,各注射狂犬疫苗1针。

②注意事项。严重咬伤者,指上肢、头面部或身体多处被狂犬咬伤和深度咬伤,应即刻注射狂犬病免疫球蛋白或抗狂犬病血清(每千克体重用40个单位或0.5~1毫升)。然后再按上述程序注射狂犬疫苗。

(2)破伤风类毒素:孕妇接种破伤风类毒素可以预防婴儿染上破伤风。

①接种方法。在怀孕第四个月注射第一针,剂量为0.5毫升(含5个单位),间隔6周或更长一点时间后注射第二针,剂量同前。第二针最迟应在预产期前4周注射。如注射时间过于接近分娩时间,则不能保证分娩时母体产生足够抗体。

②注意事项。若孕妇已感染破伤风,可用人血破伤风免疫球蛋白,无过敏反应之忧。

(3)乙型肝炎疫苗:孕妇的配偶或家中成员有乙肝表面抗原(HBsAg)及e抗原阳性者;一些因特殊需要而从事有高度感染乙型肝炎病毒危险的工作者,发现自己怀孕后也应及时注射乙型肝炎疫苗。

①接种方法。首次注射后,隔1个月、6个月再注射1次,共3次。用每毫升含量为30微克的疫苗,每次注射1毫升。倘若在接近预产期时需要接种,可以在医生指导下注射第一针,以后再隔1个月和2个月各注射1次,共注射3次,剂量同前。

②注意事项:如孕妇本人HBsAg阳性,尤其还伴有e抗原阳性者,注射乙型肝炎疫苗收不到效果。可以在分娩后按接种方法首次、1个月、6个月给孩子注射乙型肝炎疫苗。可以保护孩子免遭乙型肝炎病毒的侵袭。

(4)流感疫苗:流感疫苗的制作过程也可能给使用者带来一些潜在的危险。病毒灭活剂包括甲醛和一种汞的衍生物制成的消毒剂,而汞对儿童和胎儿的神经系统会造成不可逆的损害,因此12岁以下儿童不能使用全病毒灭活疫苗。此外,疫苗对怀孕妇女的安全性是未经检验的,能否引起流产并不清楚。

(5)风疹疫苗:在春季,妇女和儿童都容易患上风疹。但是,孕妇一旦发生风疹就可能导致胎儿先天性畸形,这一点应引起孕妇的高度重视。目前最可靠的预防风疹方法是接种风疹疫苗。风疹的预防与麻疹、水痘、猩红热等发疹性传染病不同，其对象不仅仅是儿童，同时包括孕妇和育龄妇女，对后两者保护的重要性甚至超过儿童。风疹病毒的最大受害者是胎儿。如果孕妇接种，疫苗病毒就会直接毒害胎儿，所以，孕妇不能接种，只能在育龄期就及早注射疫苗。由于风疹疫苗注射1次便可获得终身免疫，因此提倡在儿童期或怀孕前注射风疹疫苗。应提醒的是，注射风疹疫苗后3个月内不宜怀孕，否则疫苗中活的风疹病毒可能侵害胎儿。

(6)狂犬疫苗：孕妇注射狂犬疫苗和抗狂犬病血清很安全。据国外1份调查报告，对202例孕妇被狂犬咬伤以后，用注射狂犬疫苗和抗狂犬病血清进行治疗，结果发现孕妇的接种不良反应发生率为：发热18.3%、肌痛不适13.8%、乏力7.3%、头痛1.8%、注射部位瘙痒1.8%、注射部位疼痛3.7%、注射部位出现红斑1.8%、注射部位肿胀0.9%、注射部位有硬结1.8%、局部淋巴结肿大1.8%。不良反应发生率与一般人的不良反应发生率没有差别。孕妇被狂犬咬伤以后，按救治狂犬病的常规方法进行救治，对孕妇的健康和胎儿的生长发育都是安全的。所以，当孕妇一旦被狂犬咬伤，应当迅速采取上述的救治措施，无须顾虑。

(7)水痘、风疹、麻疹、腮腺炎等病毒性活疫苗，口服脊髓灰质炎疫苗、百日咳疫苗：孕妇应禁用。凡有流产史的孕妇，为安全起见，均不宜接受任何免疫接种。

21. 国家对预防接种机构有何资质要求?

我国的预防接种工作在法律、条例、规范、管理制度上都比较健全，在《疫苗流通与预防接种管理条例》中规定，接种单位必须具备的条件有：具有医疗机构执业许可证，具有经过县级人民政府卫生主管部门组织的预防接种专业培训并考核合格的执业医师、执业助理医师、护士或者乡村医生，具有符合疫苗储存、运输管理规范的冷藏设施、设备和冷藏保管制度。承担预防接种工作的城镇医疗卫生机构应当设立预防接种门诊。

22. 哪些机构可以零售疫苗?

在国务院颁发《疫苗流通与预防接种管理条例》中明确规定，经营疫苗的公司必须有经营疫苗许可证，要有能够冷藏、冷运疫苗的条件，经营人员必须有管理疫苗的能力，才可以经营疫苗。药品批发企业依照本条例的规定经批准后可以经营疫苗。药品零售企业不得从事疫苗经营活动。药品批发企业申请从事疫苗经营活动时必须具备的条件有：具有从事疫苗管理的专业技术人员，具有保证疫苗质量的冷藏设施、设备和冷藏运输工具，具有符合疫苗储存、运输管理规范的管理制度。省级政府药品监督管理部门对药品批发企业进行审批。取得疫苗经营资格的药品批发企业，必须对其冷藏设施、设备和冷藏运输工具进行定期检查、维护和更新，以确保其符合规定要求。

三、接种知识

1. 接种工作程序是怎样的？

接种点的医务人员根据孩子的出生时间为其安排接种时间，向家长发出通知，预约接种日期；每次接种时医生应核对孩子姓名和接种疫苗名称，进行接种前告知。无异常者，经儿童家长签字后接种疫苗，并嘱咐接种后观察，家长带孩子在接种门诊观察30分钟后，没有发生过敏反应等异常情况，可以离开。在给孩子第一次接种疫苗时，将下一次接种时间预约好，如果孩子因病不能接种，家长应主动告知医生，医务人员会等孩子病愈后，再约定接种时间。

2. 接种前需要做哪些准备工作？

(1)建立儿童预防接种的卡、证：有了预防接种的卡、证，每次接种后都有明确的记录，可以防止漏种和重复接种，也便于计算免疫间隔。此外，儿童患病时预防接种证还可供医生参考，有利于对疾病的正确诊治。

(2)预防接种前应给儿童测体温：体温正常才能

进行疫苗接种。一般急性病儿童多伴有发热，由于儿童不会表达感受，有低热时仍可照常玩耍。如果在有发热的基础上接种疫苗，可使体温更加升高，加重病情，同时还会混淆发热病因，而这种一般反应与疾病发热的处理方法是不同的。

(3)清洁皮肤：保持皮肤清洁可减少预防接种后的细菌感染机会。预防接种后 24 小时内不再清洗局部皮肤。因此，最好在预防接种前洗澡、换内衣。

(4)精神状态：在空腹、饥饿和过度疲劳时不宜立即进行预防接种。可给小儿进食休息后再接种，这样可减少晕针和低血糖反应。

3. 哪些人应推迟或避免接种?

(1)发热：特别是高热，或伴有明显的全身不适的急性症状时应暂缓接种疫苗，以免接种后加剧发热性疾病。急性传染病的潜伏期、前驱期、发病期或恢复期若接种疫苗，有可能诱发或加重原有病情。慢性疾病的急性发作期也需推迟接种，待好转后补种。一周内严重腹泻者要暂缓服用脊灰疫苗。

(2)过敏体质：过敏体质的人接种疫苗常会引起变态反应。吃蛋白质后出现荨麻疹、喉头水肿、低血压和休克、腹痛、腹泻等变态反应的人不应接种某些用鸡胚组织制成的疫苗，如黄热病疫苗、流感疫苗等。对抗生素有变态反应史者不应接种含有该抗生素成分的疫苗。

(3)患以下疾病者不能接种活病毒疫苗:免疫缺陷病、白血病、淋巴瘤,以及其他恶性肿瘤,因药物引起的免疫抑制等。结核病低发地区不推荐接种卡介苗,有症状的阳性者也不要接种卡介苗。患有神经系统疾病的人不能接种乙脑、流脑和含百日咳成分的疫苗。重症、慢性病患者应暂缓接种或慎用疫苗,孕妇应慎重接种疫苗。

4. 同一种疫苗为什么要反复接种?

当细菌侵入人体时,身体就产生一种抵抗这种细菌的物质,叫做抗体。不同的病会产生不同的抗体,称为特异性抗体。病好后,这种特异性抗体仍然存留在体内,如再有这种细菌侵入体内,这种特异性抗体就能抵抗细菌使感染者不得本病。具体做法是:将被特殊处理过的细菌、毒素或病毒制成各种特异的疫苗,然后接种到人体内,刺激人体产生特异性抗体。

为了能在1岁之前预防结核病、脊髓灰质炎、百日咳、白喉、破伤风、麻疹6种传染病,婴儿在第一年内必须按照我国的免疫程序完成4种疫苗的接种,使小儿体内对这6种病产生特异性抗体,这就叫基础免疫。基础免疫所获得的特异性抗体,在体内只能维持一段时间,待身体内抗体浓度降低时,应再接种1～2次，这就是加强免疫。通过再次接种再次刺激机体产生抗体，使抗体维持在足以抵抗病原体的较高水平上。

5. 接种后为什么少数人仍会得传染病？

从理论上讲，接种过某种疫苗，体内会产生相应的抗体，也就是说对某种病有了抵抗力，再接触该种病原体时，就不再患这种病了。例如，注射麻疹疫苗后的小孩，再接触该种病原体时，就不再患这种病了。但必须知道，通过预防接种所获得的抵抗力是相对的，而不是绝对的，也就是说，绝大部分人接种了某种疫苗后，可以不再被感染，而少数人还可能被感染。其原因有以下几方面。

(1)传染环境：孩子已接触过该种传染病的患者，孩子正处于这种传染病的潜伏期内，接种疫苗后，还未产生免疫力时，这种传染病的症状就出现了。

(2)接种疫苗时间过早：按照儿童预防接种程序，麻疹疫苗接种时间在婴儿出生后满8个月时接种，若过早接种，小儿体内大多不能产生有效的免疫力，或者与小儿体内由母亲传给的尚未完全消失的麻疹抗体中和，使疫苗失效。

(3)疫苗保存方法不正确：预防接种用的疫苗，

保存的要求是很严格的，假如保存方法不好或者已经过期，则接种后就达不到预期的效果，接种了这种疫苗的孩子仍有患该种传染病的可能。

(4)未按时做加强免疫：各种疫苗接种后，在体内所产生的抵抗力可保持6个月到5年不等，为了解决免疫力下降的问题，延长免疫作用时间，在基础免疫后，经过一定时间，需要再注射相同的疫苗，进行加强免疫，以巩固免疫效果。假如没有按照免疫接种程序进行加强免疫的小孩，仍可能患该种传染病。

(5)疫苗使用不恰当：小儿麻痹糖丸，只能用凉开水口服。若用热开水化开后口服就无效了，不能预防小儿麻痹的发生。

(6)自身免疫差异：任何一种疫苗接种以后，都不会使接种的人群百分之百的产生免疫力，极个别的人接种后如不产生免疫力则仍会患此病。

6. 什么是疫苗接种的禁忌证？

由于某些机体的反应不正常或处于某种病理生理状态，接种疫苗后，可能对机体带来某些损害，甚至引起严重的异常反应。为避免这类不良反应的发生，在疫苗说明书中，比较具体规定了有某种疾病或处在某种特殊生理状态的人不能接种，这就是疫苗接种的禁忌证。

7. 预防接种的一般禁忌证有哪些？

一般禁忌证是指对各种疫苗接种的禁忌证，包括生理状态和病理状态两种。

(1)生理状态：最近 6 周内曾注射过丙种球蛋白、免疫球蛋白或其他被动免疫制剂者、接受输血，为防止被动抗体干扰，应推迟活疫苗免疫接种。

(2)病理状态

①发热。除一般的呼吸道感染外，发热很可能是某些疾病的先兆。接种疫苗后可使发热加剧，且有可能误把发热性疾病的症状当作接种反应，并延误了对原有疾病的治疗。因此，正在发热，特别是高热的患者应暂停接种疫苗。

②急性传染病。急性传染病的潜伏期、前驱期、发病期及恢复期除可以进行应急接种的疫苗外，其他传染病在潜伏期，前驱期及发病期接种疫苗，可能诱发、加重原有病情。

③过敏性体质。有过敏性体质的人接种疫苗，常可引起变态反应。在接种疫苗前医生应详细了解其过敏原，如疫苗含有该过敏原就不能接种，不含该过敏原的疫苗可以接种。

④重症慢性疾患。患有活动性肺结核、急慢性肾脏病变、慢性心脏病、肝病、血液系统疾病等患者，接种疫苗后可能加重原有病情或使反应加重，应暂

缓接种。如果目前病情已长期稳定或已痊愈，可以接种反应较小的疫苗，如麻疹疫苗、脊髓灰质炎疫苗等。严重的先天性心脏病的孩子不能打预防针，但如病情不重或手术后一般情况良好可以按要求进行预防接种。

⑤神经系统疾患和精神病。对患有癫痫、癔症、脑炎后遗症、惊厥史等疾患或已痊愈者，接种疫苗时应持慎重态度，尤其是接种乙型脑炎疫苗、百白破三联疫苗和流脑疫苗。

⑥严重营养不良。尤其是1周岁以下的婴儿，患有严重的营养不良及消化功能紊乱者、佝偻病患儿不宜接种。

8. 预防接种的特殊禁忌证有哪些？

常用疫苗的特殊禁忌证有：

(1)活疫苗：凡患有免疫缺陷病、白血病和恶性肿瘤，以及因放射治疗、脾脏切除而使免疫功能受到抑制者，均不能使用活疫苗，否则可造成严重后果。活疫苗也不能用于孕妇，因为在妊娠早期可能引起胎儿畸形。一般情况下，接种活疫苗后需间隔2周方可使用免疫球蛋白；使用免疫球蛋白后间隔1个月才能接种活疫苗。

(2)乙型肝炎疫苗：酵母成分过敏者禁止使用。

(3)卡介苗:患有湿疹、化脓性中耳炎或其他严重皮肤病者禁用;早产及难产儿,具有明显症状的分娩创伤,结核菌素试验阳性者,免疫缺陷者暂不接种卡介苗。

(4)脊髓灰质炎疫苗:对牛乳及牛乳制品过敏者禁服糖丸剂型疫苗。严重的腹泻患者可在疾病康复后服用。

(5)百白破三联疫苗:既往有神经系统疾患或脑病史者。接种该疫苗出现严重的异常反应,如发热、虚脱、休克、抽搐、体温超过 40.5℃、持续尖叫或其他神经系统症状,应停止以后针次的接种(改用白破二联)。儿童剂型,成年人禁用。

(6)麻疹疫苗:对鸡蛋过敏者禁用。

(7)麻腮风三联疫苗:对新霉素及鸡蛋过敏者禁用。

(8)甲肝灭活疫苗:血小板减少者或出血性疾病患者,肌内注射后可能发生出血,因此应慎用。

(9)肺炎球菌疫苗:霍奇金病患者在治疗开始前少于 10 日及治疗过程中禁忌免疫接种。

9. 儿童预防接种有哪些禁忌?

预防接种并不是对所有的儿童都适宜,若有下列情况应禁忌或暂缓接种。

(1)有免疫缺陷或进行免疫抑制药(如糖皮质激

素、放射疗法、抗代谢化学疗法）治疗者不能接种活疫苗。

(2)有急性传染病接触史和处于急性传染病恢复期的孩子不宜接种。因为孩子已与传染病患儿有了接触，虽然尚未发病，但有可能得病，此时打了预防针，就会与某种传染病碰在一起，等于是同时得了2种病。在急性传染病的恢复期，孩子的身体里还在产生该种传染病的抗体，如果再打预防针就会干扰抗体的产生，使抗体的量减少。

(3)有慢性心脏病、肾脏病、肝病的孩子也不宜打预防针。有这些慢性病的孩子体内的蛋白质常常减少，而形成抗体的主要成分就是蛋白质中的球蛋白。因此，打预防针后形成的抗体就少，所起到的预防作用就差，同时还会给原来的病带来不良影响。

(4)脑发育不全或有惊厥史的孩子打预防针时，可能引起严重的神经系统反应，因此不宜接种。

(5)经常患荨麻疹、喘息等过敏性疾病的孩子不宜打预防针，否则可能发生变态反应。

(6)严重营养不良与佝偻病患儿不宜接种。

(7)腹泻婴幼儿，一日大便超过4次以上者，不宜服用小儿麻痹糖丸。待腹泻恢复后可补服。

(8)接种百白破混合制剂后出现严重的接种后反应，发热、虚脱、休克、抽搐、体温超过40.5℃或其他神经系统症状后，下次则停用“百白破”，而只注射白喉及破伤风类毒素(二联制剂)。

(9)最近注射过多价的免疫球蛋白者(如γ球蛋白),在6周内不应接种麻疹疫苗。

(10)一般感冒、轻度低热等一般性疾病视情况可暂缓接种。预防接种的反应常见于接种的当天或第二天,多为低热,偶见高热。如果发热太高,可服一些退热药,必要时可请医生处理。

10. 特殊人群的接种须知有哪些?

(1)早产儿的接种:除卡介苗外,早产儿不管其出生体重如何,其疫苗接种的月(年)龄、程序和注意事项与足月婴儿相同。使用每种疫苗的剂量要足够,不提倡分开或减少接种剂量。但是出生体重小于2 500克的早产儿不宜在出生时接种,应推迟至体重大于2 500 克时再接种。HBsAg阳性母亲所生的早产儿在出生时或出生后不久,应及时进行乙肝疫苗的接种。

(2)免疫缺陷者的接种:凡患白血病、淋巴瘤、恶性肿瘤或使用免疫抑制药治疗的婴幼儿,可按免疫程序接种灭活疫苗,但对活疫苗属于绝对禁忌证。

(3)人类免疫缺陷病毒(HIV)感染者及临床获得性免疫缺陷综合征(AIDS)患者的接种:除了艾滋病(AIDS)临床患者不应接种外,均可按规定的免疫程序接种卡介苗、白百破疫苗、脊髓灰质炎疫苗、麻疹疫苗及破伤风疫苗。

11. 怎样判断接种疫苗后发热?

接种疫苗后,由于疫苗本身的特性,如异种蛋白的刺激,疫苗中的热原质或毒性等原因,少数被接种者可于接种灭活疫苗 5～6 小时,或 24 小时出现体温升高,一般持续 1～2 天,很少超过 3 天以上。注射活疫苗出现反应的时间稍晚,但消失亦很快。除体温升高的反应外,个别人可能伴有头痛、眩晕、乏力和全身不适;或出现恶心、呕吐、腹泻等胃肠反应,一般 1～2 天可自行消失。而若是患有上呼吸道感染、腹泻或其他疾病时,除有本身疾病的临床表现,如咳嗽、流涕、腹泻等,有的可出现相应的体征。大便检查、X 线胸片等可以帮助鉴别诊断,以排除是否接种时间上的偶合疾病。既不要把一些适逢在免疫接种时期偶合的疾病误诊为接种不良反应,而延误对疾病的治疗,也不要把真正的免疫接种不良反应排除,忽视了与免疫接种的关系,这样不利于免疫接种的实施及生物制品质量的改进。

12. 接种疫苗后为何发热?

婴幼儿对各种传染病都具有易感性,按期进行各种预防接种,是保护易感儿童不受传染病侵袭的有效措施。

免疫制剂注射于人体后，对人体来说是一种外来刺激。活疫(菌)苗的接种，实际上是一次人工轻度感染。灭活疫(菌)苗对人体是一种异物刺激，因此机体接种某些免疫制剂后，往往会引起不同程度的局部或全身反应。

预防接种后的局部反应是在接种部位出现不同程度的红、肿、热、痛等现象，一般不需要处理。如果反应严重，局部化脓，出现发热，则需到医院治疗。预防接种后的全身反应主要为不同程度的发热和全身不适。一般体温在 37.5℃ 为弱反应，体温在 37.6 ℃～38.5℃ 为中等反应，体温在 38.5℃ 以上为强反应。弱反应和中等反应不必做任何处理，强反应则应该到医院处理。

13. 接种疫苗后发热怎么办？

有些孩子打完预防针当天或第二天会出现发热，这是比较常见的现象。这种发热可能是疫苗的不良反应，也可能是与其他疾病(如上呼吸道感染)的偶合反应。

一般疫苗反应引起的发热持续时间短，不伴有呼吸道症状。如果体温不超过 38.5℃，就不需要用退热药，给小孩适当多饮些水，多数儿童 24 小时后就会退热。如果体温超过 38.5℃，就要给孩子服退热药，并且密切观察孩子的变化，有些小孩会因为发热而出现高热惊厥。如果伴有其他症状，要尽快找儿科医师诊治。如果小孩还伴有其他呼吸道症状，就应该按照感冒治疗。

14. 预防接种的补种原则是什么?

因各种原因而错过接种，没有完成国家免疫规划疫苗的14岁及以下儿童应尽早补种。在补种时应掌握以下原则：

(1)未接种国家免疫规划疫苗常规免疫的儿童，按照免疫程序进行补种。

(2)未完成国家免疫规划疫苗常规免疫程序规定剂次的儿童，只需补种未完成的剂次。

(3)未完成百白破疫苗免疫程序的3月龄至5岁儿童使用百白破疫苗；6～11岁儿童使用白破疫苗；12岁及以上儿童使用成年人及青少年用白破疫苗。

(4)未完成脊灰疫苗免疫程序的儿童，小于4岁儿童未达到3剂次(含强化免疫等)，应补种完成3剂次。4岁及以上儿童未达到4剂次(含强化免疫等)，应补种完成4剂次。

(5)未完成2剂次含麻疹成分疫苗接种(含强化免疫等)的儿童，应补种完成2剂次。

(6)未接种卡介苗的小于3月龄儿童可直接补

种,3 月龄～3 岁儿童 PPD 试验阴性者补种,4 岁及以上儿童不予补种。

15. 卡介苗接种知识有哪些?

卡介苗是预防结核病的菌苗,初生后 3 天之内接种,漏种者要在 2 个月之内补种。卡介苗是取 2 位发明者卡密特和介伦二氏名字的字头命名的。这种菌苗是采用牛结核菌经过多代反复培养成没有致病性的细菌,给小儿接种后很安全,可使孩子在未接触到结核病菌之前就产生对结核的免疫力,从而大大降低了结核病的发病率。

(1)卡介苗接种的方法

①口服法。其优点是方便,引起的反应小,有的国家主张推广这种方法。口服后,活菌苗是通过肠壁进入组织,使婴儿产生免疫力,此法适用于 2 个月内的小婴儿。但是口服法成功率较低,且要服用 3 次。我国现在已很少应用。

②皮上划痕法。其方法简单易行,效果也较好,反应小。皮上划痕菌苗浓度为每毫升含菌 75 毫克,有安瓿和毛细管 2 种包装。安瓿每支可接种 12～14 人,毛细管包装每支 1 人。

③皮内注射法。此法效果较好,成功率高,只是注射技术要求高,有时可有反应。皮内接种的菌苗浓度为每毫升含菌 0.5 毫克,每人接种剂量为 0.1

毫升。

皮上划痕法和皮内注射法的部位均在左上臂三角肌下端偏外。消毒后，前者滴菌苗 1～2 滴，用消毒的缝针或三棱针在皮肤上划“#”字形；后者将针尖刺入皮内，注射 0.1 毫升，使局部呈黄豆大小高起白疱即可。

（2）小儿接种卡介苗的时间：接种卡介苗有初种和复种之分。初种一般定在 2 个月内进行。因为 2 个月以内的小孩绝大多数是健康的，感染结核病机会极少。为慎重起见，出生 1 个月后的小婴儿，若接触过结核病患者，虽然没有出现结核的病灶，但机体已产生了对结核菌的变态反应，此时最好先做结核菌素试验。若母亲有结核病，初生儿也应先做结核菌素试验，呈阴性后，再接种卡介苗，一般来说，在出生后 2～3 天开始接种卡介苗。接种后的新生儿最好与结核病患者隔离 6 周，以免在产生免疫力以前感染上结核。卡介苗复种时间分别为 1 岁、3 岁、7 岁和 10 岁，每次复种前必须到医院做结核菌素试验，结果阴性才能接种。

（3）卡介苗接种的效果：卡介苗接种后的局部反应与其他疫苗有所不同，绝大部分儿童接种卡介苗后 3～4 周（初种）或 1～2 周（复种）会出现局部反应，经过红肿浸润、脓疱形成、破溃、结痂这样一个过程，一般在 3 个月脱痂，局部形成瘢痕。这是卡介苗接种后的正常反应过程，是有效接种的标志，如不出现此反应，反而提示接种失败，应考虑补种。

(4)卡介苗预防接种知识：卡介苗是预防结核性脑膜炎、粟粒性肺结核的疫苗。

结核病是由结核杆菌感染所致的传染病。全身各个脏器均可感染，以肺结核为多见。小儿患病在早期常没有明显的症状。部分患儿表现为长期不规则低热、食欲不好、消瘦、盗汗、哭闹或反复呼吸道感染。

①接种禁忌证

●免疫缺陷病，或因恶性疾病而致免疫应答反应抑制，或使用糖皮质激素者。

●早产、难产或伴有明显先天性畸形的新生儿。

●发热、腹泻，患有结核病、急性传染病，心肝肾等慢性疾病、湿疹或其他皮肤病患者、神经系统疾病及对预防接种有变态反应史者。

②接种反应的处理方法。卡介苗接种后的反应与一般的预防注射不同。通常在接种后 3 周，接种部位会出现红肿，中间逐渐软化，形成白色小脓疱，脓疱破溃后，脓汁排出，经过 1～2 周才结痂，愈合后可留有圆形瘢痕。上述过程一般要持续 2 个月，无须特别处理。

③接种效果。新生儿出生后 24 小时内接种卡介苗，可提高儿童对结核病的抵抗力，降低结核病的

发病和死亡，尤其是大大降低了粟粒性结核病和结核性脑膜炎的发病率。

16. 流感疫苗接种知识有哪些?

流行性感冒简称“流感”，是由流感病毒引起的一种急性、发热性呼吸道传染病。流感以其高发热率、严重并发症而威胁人类的健康，曾在世界上多次发生大规模的暴发流行，造成成千上万人的死亡。流感病毒的最大特点是容易变异，以逃避人体对流感的免疫力，这也是流感在人类不断发生大流行而不能根除的原因。流感病毒的变异极难控制，每人一生中会遇到多次感染，感染后由于免疫力下降，常并发细菌性感染，出现并发症和导致死亡，是慢性病患者、免疫力低下的老年人病残死亡的主要原因。

(1)接种对象：由于流感传染性极强，任何年龄的健康人都可能感染流感病毒，尤其是儿童、年老体弱者、慢性病患者等高危人群都是流感疫苗的接种对象。

(2)禁忌证：发热、急性病及慢性病活动期的患者；对疫苗中的任何一种成分、特别是对鸡蛋过敏者不宜接种。

(3)使用方法及效果：肌内注射，每年只需接种1次，10～15天可产生抗体，1个月时抗体达高峰，免疫力可持续1年。

(4)接种反应:少数人注射部位可出现疼痛、红肿反应,全身反应如发热、肌痛、虚弱等症状罕见,可在2～3天内自行恢复。

(5)接种流感疫苗的意义:接种流感疫苗是目前世界公认的预防流感最为有效的措施,接种流感疫苗可以减少各年龄组的流感相关疾病发病率、门诊率及抗生素的处方率;减少高危人群的住院率和死亡率;减轻儿童急性中耳炎和哮喘的恶化。研究显示,接种流感疫苗可以使肺炎下降39%,呼吸道疾病减少32%,心脏功能不全下降27%,更可以减少49%～64%的死亡。由于流感病毒有时常发生变异的特点,从而使疫苗的效果受到一定限制,需要随病毒变异而更新型种,所以流感疫苗的效果不稳定,且只能降低发病率,不能控制流行。因此,目前只有部分国家在重点人群中应用疫苗预防。

(6)流感疫苗的预防效果:流感疫苗有减毒活疫苗和灭活疫苗2类。

①减毒活疫苗。常规使用鼻腔喷雾法接种,发热反应率偏高,适用于一般人群。接种后2周开始产生抗体,1个月后达高峰,免疫力持续6个月到1年。我国多次观察减毒活疫苗预防效果比未接种者高2～4倍。

②灭活疫苗。目前较常使用的有浓缩提纯疫苗和亚单位疫苗。接种反应较低,适用于减毒活疫苗

的禁忌者中的“高度受威胁人群”，如婴幼儿、孕妇、老年人和慢性病患者。一般第一年皮下注射2针，以后每年加强1针。其预防效果比未接种者高2～4倍。

17. 乙型肝炎疫苗接种知识有哪些？

(1)乙型肝炎疫苗的种类：各国都在试制乙型肝炎疫苗，我国可以分为两类：一类是“乙型肝炎血源疫苗”，其制作方法是，利用曾经患过乙型病毒性肝炎但已痊愈且已产生了抵抗力(抗体)的人的血液，并通过人为的方法使它增强对乙型病毒性肝炎的抵抗能力。另一类是“乙型肝炎基因工程疫苗”，其制作方法是，通过遗传工程的方法，把乙型肝炎病毒中有免疫功能而没有传染性的那一段基因用科学的方法切割下来。这种疫苗要比血源疫苗好得多，它可避免血液中可能存在的其他许多不利因素，而且还可以大量生产，价格便宜，现在正在大量试制。在不久的将来，这种疫苗可以像麻疹疫苗那样得到普遍应用，从而使人类免受乙型肝炎病毒的侵袭。

(2)乙型肝炎疫苗接种的对象

①婴幼儿，尤其是乙型肝炎表面抗原阳性母亲所生的新生儿。

②从目前所获得的资料来看，乙型病毒性肝炎的发病率以城市青壮年较高，且多为无黄疸型。说

明在某些流行地区，青壮年也是易感人群，应作为接种对象。

③与乙型病毒性肝炎患者有密切接触的专业人员，因为医务人员与患者之间也可以互相传播。接种过乙型肝炎疫苗就能够增强医务人员的抗病能力。

乙型肝炎疫苗和其他疫苗一样，可以在一定时间内对防止乙型肝炎病毒的侵入起一定的保护作用，但是这种作用是相对的，就是说对一定量一定毒性的乙型肝炎病毒，对一般健康人可以起一定的保护作用，如果这些条件中的任何一条发生改变，那么结果就不一样，因此接种过乙型肝炎疫苗的人仍要注意避免与乙型病毒性肝炎患者的接触，特别是接触传染性比较强的(e抗原阳性)乙型病毒性肝炎患者的血液或其血制品。如果没有接种过乙型肝炎疫苗的人的皮肤破损时，偶然接触到这种患者的血液后，可以注射乙型肝炎高效价免疫球蛋白，以起到暂时的保护作用。

(3)乙型肝炎疫苗储存和保存期限：乙型肝炎疫苗储存温度应为2℃～8℃。大多数乙型肝炎疫苗对热是相对稳定的，在20℃～26℃环境下可存放1年，在37℃温度下可存放2～6个月。

乙型肝炎疫苗严禁冷冻。因为疫苗冷冻后使HBsAg抗原蛋白从铝佐剂中游离出来，导致其失去免疫原性或效力。乙型肝炎疫苗的冰点约在－0.5℃。

(4)乙型肝炎疫苗的预防作用

①乙型肝炎疫苗接种对象与免疫程序。乙型肝炎疫苗的接种对象主要是新生儿，其次为婴幼儿和高危人群 。乙型肝炎疫苗全程接种共3针，按照0、1、6个月程序，即接种第一针疫苗后，间隔1、6个月注射第二及第三针疫苗。新生儿接种乙型肝炎疫苗越早越好，要求在出生后24小时内接种。接种部位新生儿为大腿前部外侧肌内，儿童和成年人为上臂三角肌中部肌内注射。单用乙型肝炎疫苗阻断母婴传播的保护率为87.8%。

②HBsAg阳性母亲的新生儿的乙型肝炎疫苗免疫预防。对HBsAg阳性母亲的新生儿，应在出生后24小时 内尽早注射乙型肝炎免疫球蛋白(HBIG)，最好在出生后12小时内，剂量应≥100国际单位 ，同时在不同部位接种10微克重组酵母或20微克中国仓鼠卵母细胞（CHO）乙型肝炎疫苗，可显著提高阻断母婴传播的效果。新生儿在出生12小时内注射HBIG和乙型肝炎疫苗后，可接受HBsAg阳性母亲的哺乳。

③HBsAg阴性母亲的新生儿的乙型肝炎疫苗免疫预防。对HBsAg阴性母亲的新生儿，可用5微克重组酵母或10微克CHO乙型肝炎疫苗免疫；

对新生儿时期未接种乙型肝炎疫苗的儿童应进行补种，剂量为5微克重组酵母或10微克CHO乙型肝炎疫苗；对成人，建议接种20微克重组酵母或20微克CHO乙型肝炎疫苗。对免疫功能低下或无应答者，应增加疫苗的接种剂量和针次；对3针免疫程序无应答者可再接种3针，并于第二次接种3针乙型肝炎疫苗后1～2个月检测血清中抗-HBs。

④乙型肝炎疫苗的加强免疫。接种乙型肝炎疫苗后有抗体应答者的保护效果，一般至少可持续12年，因此一般人群不需要进行抗-HBs监测或加强免疫。但对高危人群可进行抗-HBs监测，如抗-HBs＜10毫国际单位/毫升，可给予加强免疫。

(5)接种禁忌证

①发热者暂缓注射。

②患有急性或慢性严重疾病者。

③严重皮肤湿疹、严重脏器畸形等患者。

(6)接种后可能出现的反应：接种乙型肝炎疫苗很少有不良反应。极个别人可能有中、低度发热，或注射部位微痛，这些轻微反应一般在24小时内消失。极少数人可能会出现荨麻疹等变态反应，可请医生给予对症治疗。

(7)接种效果：凡按规定程序注射3针乙型肝炎疫苗的人，95%能产生保护作用，可以产生抵抗乙型肝炎病毒的抗体。但有5%的人注射3针后仍不产生抗体，出现免疫无应答或低应答状态。

18. 甲肝疫苗接种知识有哪些?

甲型病毒性肝炎是一种病毒性消化道传染病，其主要传播途径是经粪-口传播。即患者的排泄物污染水源、蔬菜、水果、食物及食具等经口而传播给健康人。对甲型病毒性肝炎的预防除采取不喝生水、不吃生蔬菜，吃瓜果洗净、不吃污染的水产品、不与患者密切接触外，最有效的方法是接种甲型肝炎疫苗。

(1)甲肝疫苗的种类：目前，国内使用的预防甲型肝炎的疫苗有 2 种，国产甲型肝炎减毒活疫苗和进口的甲型肝炎纯化灭活疫苗。其中，甲肝减毒活疫苗因免疫效果好，接种方便，价格低廉成为主流品种。

(2)甲肝减毒活疫苗免疫程序、接种对象及接种方法

①免疫程序。1～2 次接种。

②接种对象。1 周岁以上学龄前儿童、中小学生、大学生、青壮年，以及各类服务行业，如饮食行业人员、医务人员等特殊人群。

③接种方法。于上臂三角肌处皮下注射，每次 1.0 毫升。

(3)甲肝减毒活疫苗的保存及运输：疫苗应在

－20℃以下保存，有效期为16个月，避免反复冻融；在温度2℃～8℃保存有效期为5个月。应在冷藏条件下运输。

(4)甲肝疫苗注意事项

①本品系减毒活疫苗，启开安瓿和注射时切勿使消毒剂接触疫苗。

②疫苗应为透明、澄清液体。如有浑浊、异物或安瓿有裂纹均不得使用。

③注射丙种球蛋白者，应间隔1个月以上再接种甲肝疫苗。

(5)接种甲肝疫苗的反应：注射疫苗后少数人可能出现局部疼痛、红肿，一般在72小时内自行缓解。偶有皮疹出现，不需特殊处理，必要时可咨询医生或对症治疗。

(6)接种甲肝疫苗禁忌证

①身体不适，腋温超过37.5℃者。

②急性传染病或其他严重疾病者。

③免疫缺陷或接受免疫抑制药者。

④过敏体质者。

19. 水痘疫苗接种知识有哪些？

水痘是由水痘-带状疱疹病毒引起的一种急性呼吸道传染病，如成年人患带状疱疹，没有很好的隔离也会传染给小儿而发生水痘。水痘的传染性很强，一旦接触了水痘的患者，间隔15天即可发病。患病后可有发热、全身起不同形状的皮疹，有丘疹、水疱、结痂，分批出现，从头面部开始，逐渐蔓延到全身。

(1)水痘疫苗：水痘减毒疫苗是将水痘病毒OKA株在MRC5二倍体细胞培养繁殖而获得的病毒冻干制品。

(2)接种对象：用于对12月龄以上的健康儿童、青少年及成年人、高危人群及其密切接触者进行水痘预防的主动免疫。

(3)接种方法：推荐2岁儿童开始接种。1～12岁的儿童接种1剂量(0.5毫升)；13岁及以上的儿童、青少年和成年人接种2剂量，间隔6～10周。儿童及成年人均于上臂三角肌皮下注射，绝不能静脉注射。疫苗应通过提供的稀释液复溶，并应完全溶解。应在消毒剂完全挥发后再进行接种。对于健康人，水痘疫苗可与其他减毒活疫苗或灭活疫苗同时接种；对于免疫缺陷患者及其他高危人群，水痘减毒疫苗可与其他灭活疫苗同时接种，但均需接种于不同部位，且不能在注射器中混合。如水痘减毒疫苗不能和麻疹疫苗同时接种，需要接种间隔至少1个月。

(4)接种禁忌证

①过敏体质、对新霉素严重过敏者禁用。

②孕妇禁用，育龄妇女免疫后3个月内避免怀孕。

③发热者、急慢性疾病患者推迟接种。

④免疫缺陷病或免疫功能不全者。

(5)接种后可能出现的反应

①注射部位如出现红肿、硬结须热敷，每日3～5次，坚持到消肿为止。

②减毒水痘疫苗在所有年龄组均有很低的综合反应原性，注射部位的反应通常是轻微和暂时的。个别人在接种部位可出现疼痛，偶有发热或伴有一过性皮疹，一般不超过3天。

(6)接种效果：首次接种疫苗后，97%的1～12岁的儿童可以检测到抗体。健康的青少年和成年人中，接种2剂疫苗后，99%的人可以检测到抗体。水痘疫苗接种后免疫力持久，并且大多数人可能是终身免疫。但有近1%的免疫接种者发生免疫后感染，临床表现轻微，大多数不发热也没有并发症。

(7)贮存方法：疫苗应在2℃～8℃条件下贮存，有效期为2年。在21℃条件下贮存1周，37℃下贮存4天。

(8)水痘的预防：到目前为止，尚无特效方法治疗水痘，一旦幼儿园或学校有水痘流行，只能采取隔离措施，由于患者出疹前2天即有传染性，隔离患者并不能完全防止水痘的传播。因此，预防水痘最理想的方法就是接种疫苗。

20. 流脑疫苗接种知识有哪些?

流行性脑脊髓膜炎(简称流脑),是由脑膜炎双球菌感染脑膜或脑脊髓膜引起的呼吸道传染病,是由脑膜炎奈瑟菌引起经呼吸道传播所致的一种化脓性脑膜炎。人感染脑膜炎奈瑟菌后大多数表现为鼻咽部带菌状态(带菌者),只有少数成为流脑患者。流脑患者和带菌者为传染源。病菌通过咳嗽、喷嚏等经飞沫直接从空气中传播。人群普遍易感,但以10～20岁的青少年为主。临床表现主要有高热、头痛、喷射状呕吐、脖子发硬。脑膜炎双球菌也可以进入血液,引起败血症,皮肤出现紫色的瘀点或瘀斑、皮肤和黏膜出血点及颈项强直等脑膜刺激征,脑脊液呈化脓性改变,病死率为5%～10%。脑膜炎会引起脑部损伤而遗留听力下降或耳聋、智力低下等后遗症。少数病例病情严重,病程进展快,救治不当易导致死亡。流脑冬春季节高发,一般在11～12月份病例开始增多,第二年的2～5月份为发病高峰期。该病的病死率高,危险性大,是严重危害儿童健康的传染病。

(1)流脑疫苗的种类

①A群流脑疫苗。预防A菌群引起的流脑。

②A+C群流脑疫苗。预防A菌群及C菌群引

起的流脑。

(2)流脑疫苗接种对象:易感人群在流行季节到来之前应适时接种流脑疫苗,接种后90%以上的人都会得到保护。除常规接种疫苗外,出现病例后,病例的接触者及其周围人群应接种相应血清群的疫苗。

(3)接种禁忌证:发热者。过敏体质的人和急、慢性疾病病患者。癫痫、癔症、抽搐、脑炎后遗症等神经系统疾患者,暂缓注射。

(4)接种反应:儿童及成年人均会出现较轻微反应,局部有些红晕和压痛,24小时内会自行消退。偶尔有人出现短暂的发热,无需特殊处理。如发热超过38 ℃以上者,可给予退热和对症处理。偶见变态反应。

(5)接种效果:已证实A群和C群多糖疫苗对2岁以上儿童和成年人有85%～100%的短期效果。而2岁以上儿童或成年人,接种1剂A+C群多糖疫苗可提供至少3年的保护作用,但对<2岁儿童,疫苗接种后头2～3年内,临床保护作用和特异性抗体水平迅速降低。

21. 乙脑疫苗接种知识有哪些?

流行性乙型脑炎主要是蚊子传播的人畜共患的

急性传染病。夏秋季为发病高峰季节，10 岁以下儿童多见。本病常殃及患儿的中枢神经系统，重症患者病死率高达 10%以上，幸存者常有明显的后遗症。

(1)疫苗种类：乙脑疫苗分为灭活疫苗和减毒活疫苗 2 类。

(2)接种禁忌证：患有神经系统疾病、体质虚弱、过敏体质的人和急、慢性疾病者；有免疫缺陷、近期进行免疫抑制药治疗者；孕妇不能接种；发热者暂缓接种。

(3)接种注意事项：接种后应观察 30 分钟，无异常后再离开。接种人员应适当休息，多饮开水，注意保暖，避免进行剧烈的活动。

(4)接种反应：注射疫苗后，局部和全身反应均较轻微，个别人在注射部位可能有轻度疼痛、红肿，有的人会有低热，一般不需要处理，2～3 天后会自行恢复。还有极少数人可能有皮疹，经对症治疗也会很快痊愈。

(5)接种效果：乙脑减毒活疫苗经 1 针基础免疫后，中和抗体阳转率在 80%以上。次年加强 1 针注射后中和抗体滴度上升明显，阳转率可达到 90%以上，并且可维持相当长的一段时间。

22. 麻疹疫苗接种知识有哪些?

麻疹是由麻疹病毒引起的急性全身性发疹性呼吸道传染病。主要症状有发热、咳嗽、羞明、流泪、眼结膜充血、皮肤出现红色斑丘疹,严重者可并发肺炎、脑炎等。传染性很强,麻疹易感者与麻疹患者密切接触,其发病率可高达95%以上。麻疹好发年龄为1~5岁,约占总发病率的80%。婴幼儿患病后死亡原因多由于并发症,如喉炎、脑炎、支气管肺炎、心肌炎等。

(1)接种对象

①易感者。初免年龄为8月龄,再免疫年龄为7周岁。也可1.5~2岁再免疫1针以减少初免失败的易感者。

②应急接种。其对象是患者活动范围的易感者,流行地区接种率应在95%以上。接种时间越早越好,在首代病例出现后疫情尚未蔓延之前接种完毕。麻疹的潜伏期一般为7~14天,最长可达21天。接种疫苗后7~12天就可产生抗体,比感染后产生抗体的时间短,因此对易感者进行应急接种可控制疫情蔓延或终止流行。对麻疹潜伏期的儿童接种疫苗后一般没有不良反应,在麻疹感染后1~2天内接种疫苗可阻止病毒血症的发生,使感染者的临床症状减轻。

(2)使用方法:冻干麻疹活疫苗应按瓶签所示用量加灭菌注射用水待完全溶解后使用。注射部位在上臂外侧三角肌,附着处皮肤用75%乙醇消毒,待干后皮下注射0.5毫升。儿童和成年人剂量相同。

(3)接种禁忌证:发热者,对药物、血清有过敏者(特别是有鸡蛋过敏者),急性传染病患者(包括恢复期),器质性疾病患者(如严重先天性心脏病、血液病、肝肾疾病等),先天性免疫缺陷者及正在使用糖皮质激素等药物者暂缓注射。

(4)接种后可能出现的反应

①有5%~10%的儿童于接种疫苗后6~12天可出现短暂的发热(不超过38.5℃)及一过性的皮疹和卡他症状,一般不影响食欲,持续时间不超过2天。

②偶尔发现稀疏皮疹,主要在躯干部,多于1~2天自行消失。

(5)接种效果:接种后,血凝抑制抗体的阳转率可在95%以上。

(6)贮运和有效期:麻疹疫苗应于2℃~8℃贮运,0℃以下更有利于保持疫苗的效力。疫苗自病毒滴定之日起有效期为1年半。

23. 百白破疫苗接种知识有哪些?

百白破疫苗是预防百日咳、白喉、破伤风3种疾病的疫苗。

三、接种知识

百日咳是由百日咳杆菌引起的一种急性呼吸道传染病。本病通过飞沫传播，传染性极强。可并发肺炎和脑炎，是导致婴儿死亡的主要原因。

白喉是由白喉杆菌引起的急性呼吸道传染病。其临床特征为白喉杆菌外毒素引起的中毒症状，是对儿童健康威胁极大的传染病。

破伤风是由破伤风杆菌感染创伤部位引起的疾病。破伤风杆菌侵入伤口，引起肌肉强直及阵发性痉挛症状为特征的神经系统中毒症状，最后可因窒息、心力衰竭死亡，具有较高的病死率。

(1)接种对象：3 月龄至 6 周岁的儿童。一般3～12 个月完成 3 针，2 针间隔 4～6 周，18～24 个月可加强注射第四针。

(2)接种方法：我国现行的免疫程序规定，新生儿出生后 3 月龄就应开始接种百白破疫苗第一针，连续接种 3 针，每针间隔时间最短不得少于 28 天，在 $1\frac{1}{12}$岁时再用百白破疫苗加强免疫 1 针，7 周岁时用精制白喉疫苗或精制白破二联疫苗加强免疫 1 针。百白破疫苗采用肌内注射，接种部位在上臂外侧三角肌附着处或臀部外上 1/4 处。

(3)接种禁忌证

①注射第一针后出现高热、惊厥等异常情况。

②有癫痫、神经系统疾患者，急、慢性疾患及对

疫苗过敏者。

③发热者暂缓注射。

④儿童进行免疫抑制药治疗，成年人禁用。

(4)接种反应：百白破疫苗接种的一般反应，主要来自百日咳所含的菌体成分。接种未吸附疫苗12～24小时，局部可有红肿、疼痛、发痒，个别人注射后注射侧腋下淋巴结肿大；接种含有吸附剂的疫苗，注射局部可形成硬结或无菌性脓肿，偶见皮疹及血管神经性水肿。全身反应主要是出现微热，尤其是接种未吸附疫苗更为常见，但接种后48小时可恢复正常。在发热的同时还可伴有倦怠、嗜睡、烦躁不安等短暂症状。

百白破疫苗接种后的异常反应，也主要与疫苗中的百日咳成分有关。极个别可能发生变态反应，或惊厥、抽搐、尖声哭叫等神经系统并发症。但是，这类异常反应的发生率极低，并不影响免疫接种方针的推行。

(5)接种效果：全程接种全细胞百白破疫苗后，血清抗体凝集效价保护水平可达到80%～90%。无细胞百白破疫苗可达到90%以上。实践证明，百白破疫苗对百日咳、白喉、破伤风具有良好的预防效果。目前一般认为对破伤风、白喉的免疫效果更为满意。

24. 脊髓灰质炎疫苗接种知识有哪些?

脊髓灰质炎疫苗(糖丸)是预防小儿麻痹症的疫苗。脊髓灰质炎是由脊髓灰质炎病毒所致的急性传染病,病毒主要侵犯人体脊髓灰质前角的灰、白质部分,对灰质造成永久损害,使这些神经支配的肌肉无力,出现肢体弛缓性麻痹。好发于婴幼儿,故又称小儿麻痹症。本病可防难治,一旦引起肢体麻痹成为终身残疾,甚至危及生命。

(1)接种禁忌证

①有免疫缺陷症者禁服,在接受免疫抑制药治疗期间禁服。

②对牛乳及牛乳制品过敏者禁服糖丸剂型疫苗。

③凡发热、腹泻(1 日大便超过 4 次)、急性传染病者忌服。

(2)接种反应

①仅少数人会出现发热、恶心、呕吐、皮疹等轻微反应。

②只有极少数婴幼儿服用脊髓灰质炎疫苗后发生一过性腹泻,可不治自愈。

③在极少数婴幼儿中,服用脊髓灰质炎疫苗后,有可能发生急性迟缓性麻痹症状即脊灰疫苗相关病

例(VAPP),发生率为1/300万～500万。

(3)接种效果:3次服苗后,保护率可达90%以上。血清中3型抗体阳性率可达95%以上。同时抗体可阻止病毒在肠道生存。

25. 口服轮状病毒活疫苗接种知识有哪些?

口服轮状病毒活疫苗可预防轮状病毒引起的腹泻。轮状病毒腹泻是由轮状病毒引起的婴幼儿病毒性腹泻,占各种原因引起的小儿腹泻的50%～60%,秋冬季为其流行高峰,所以又称秋季腹泻。易感人群为2个月至5岁的儿童,感染后一般出现急性胃肠炎症状,即水样腹泻,伴有发热、呕吐等,容易出现不同程度的脱水现象,严重者可出现电解质紊乱,更甚者还可合并脑炎、肠出血、肠套叠或心肌炎而危及生命。

(1)接种禁忌证

①严重先天性疾病、有变态反应史、免疫缺陷者和接受免疫抑制药治疗者禁用。

②一般疾病治疗期、发热者暂缓接种。

③急性传染病或其他严重疾病者。

(2)接种注意事项

①疫苗应1次服用完,不要每日分数次服用。

②勿用热开水送服,以免影响疫苗免疫效果。

(3)接种反应:口服后一般无不良反应,服疫苗后 8～72 小时内偶有低热、呕吐、腹泻等轻微反应,皆为一过性,无需特殊处理,必要时对症治疗。

(4)接种效果:口服轮状病毒活疫苗有效保护率可达 73.72%。接种后保护期一般为 1 年,最长不超过 1 年半,要避免感染小儿秋季腹泻,最好每年接种 1 次疫苗。

26. 风疹疫苗接种知识有哪些?

风疹疫苗用于预防风疹。风疹是由风疹病毒引起的急性呼吸道传染病,儿童常见,成年人也可发病。临床症状轻微,以发热、皮疹及耳后、枕后淋巴结肿大为特征。

(1)接种禁忌证

①妊娠期的妇女。

②对新霉素和鸡蛋有过敏史或类变态反应者。

③严重急性、慢性疾病患者(发热、活动性结核、血液病和恶性肿瘤等患者)。

④免疫缺陷患者或接受免疫抑制药治疗者。

⑤个人或家族有惊厥史和脑外伤史者。

(2)接种注意事项

①接种后在接种单位停留 30 分钟,观察孩子的反应情况,无异常后再离开。

②接种后适当休息,多饮开水,注意保暖,避免

进行剧烈的活动。

③育龄期妇女在接种疫苗3个月内应避免妊娠。

(3)接种反应:大多数人接种后无任何反应,少数人会出现低热、皮疹、轻度淋巴结肿大,但很快会自行消退。有些成年人接种后可能出现一过性关节炎,持续数日也会自行消退。

(4)接种效果:接种疫苗后阳转率在95%～100%,大多数接种者在使用疫苗后10～28天产生抗体,接种者96%以上有可检测到的抗体。

27. 麻腮风疫苗接种知识有哪些?

麻腮风疫苗——预防麻疹、流行性腮腺炎、风疹。

麻疹是由麻疹病毒引起的急性呼吸道传染病。主要症状有发热、全身疲倦、咳嗽、畏光、流泪、眼结膜充血、皮肤出现红色斑丘疹,严重的可并发肺炎、脑炎、中耳炎等。

流行性腮腺炎是腮腺炎病毒引起的一种儿童、青少年为主要感染对象的急性呼吸道传染病,也可侵犯睾丸、卵巢、中枢神经系统,严重者可并发脑炎、睾丸炎等。

风疹是由风疹病毒引起的急性呼吸道传染病,儿童常见,成年人也可发病。临床症状轻微,以发热、皮疹及耳后、枕后淋巴结肿大为特征。

(1)接种禁忌证

①妊娠期、育龄期妇女在接种疫苗3个月内应避免妊娠。

②对新霉素和鸡蛋有过敏史或类变态反应者。

③免疫缺陷患者或接受免疫抑制药治疗者。

④个人或家族有惊厥史和脑外伤史者。

(2)接种注意事项

①接种后在接种单位停留30分钟,观察孩子的反应情况,无异常后再离开。

②接种后适当休息,多饮开水,注意保暖,避免进行剧烈的活动。

(3)接种反应

①常见的接种反应是在注射部位出现短时间的烧灼感及刺痛,个别接种者可在接种疫苗5～12日出现发热(38.3℃或以上)或皮疹。

②罕见的接种反应包括一些轻度的局部反应,如红斑、硬结和触痛、喉痛及不适、恶心、呕吐、腹泻等,极其罕见的有变态反应、一过性的关节炎和关节痛。

(4)接种效果:免疫前血清抗体阴性的接种者,全程接种后麻疹抗体阳转率为98.0%,流行性腮腺炎抗体阳转率为96.1%,风疹抗体阳转率为99.3%。

28. 麻腮二联疫苗接种知识有哪些?

麻腮二联疫苗用于预防麻疹、腮腺炎。

麻疹是由麻疹病毒引起的急性呼吸道传染病。主要症状有发热、全身疲倦、咳嗽、畏光、流泪、眼结膜充血、皮肤出现红色斑丘疹,严重可并发肺炎、脑炎、中耳炎等。

流行性腮腺炎是腮腺炎病毒引起的一种儿童、青少年为主要感染对象的急性呼吸道传染病,也可侵犯睾丸、卵巢、中枢神经系统,严重者可并发脑炎、睾丸炎等。

(1)接种禁忌证

①妊娠期的妇女。

②对新霉素和鸡蛋有变态史或类过敏反应者。

③免疫缺陷患者或接受免疫抑制药治疗者。

④发热,活动性结核、血液病和恶性肿瘤等急、慢性疾病患者。

(2)接种注意事项

①接种后在接种单位停留 30 分钟,观察孩子的反应情况,无异常后再离开。

②接种后适当休息,多饮开水,注意保暖,避免进行剧烈的活动。

(3)接种反应:大多数接种后无任何反应,少数人可能会出现低热，偶有皮疹、瘙痒、紫癜和轻度淋巴结肿大等反应，但这些反应持续时间短暂，症状轻微，很快就会自行消退。

(4)接种效果：全程接种后，麻疹血凝抑制抗体的阳转率可在95%以上。同时腮腺炎抗体阳转率也可达80%以上。

29. Hib 疫苗接种知识有哪些？

Hib 疫苗是预防由 B 型流感嗜血杆菌引起的侵袭性感染（脑膜炎、肺炎、败血症、蜂窝织炎、关节炎、心包炎、会厌炎等 Hib 相关疾病）的疫苗。B 型流感嗜血杆菌(Hib) 是引起小儿严重细胞感染的主要致病菌，主要感染 5 岁以下的儿童，经过鼻咽部和呼吸道分泌物的飞沫传播，引起脑膜炎、会厌炎、肺炎、关节炎、蜂窝织炎、心包炎等多种表现形式。其中脑膜炎是最严重的表现，死亡率高，幸存者易留下神经系统后遗症，并且抗生素不能阻止后遗症的发生。

(1)接种禁忌证

①已知对本疫苗的某种成分过敏，尤其是对破伤风类毒素过敏者。

②对以前接种 Hib 疫苗后发生变态反应者。

③发热者及急性疾病或慢性疾病活动期暂缓注射。

(2)接种注意事项

①接种后在接种单位停留30分钟，观察孩子的反应情况，无异常后再离开。

②接种后适当休息，多饮开水，注意保暖，避免进行剧烈的活动。

(3)接种后可能出现的反应

①注射部位的局部疼痛、发红或炎症，通常这种局部反应是早期的、一过性的和轻微的，有时会观察到非典型的皮疹出现。

②全身症状以发热(多在39℃以下)、哭闹最为常见。极为少见的病例会出现下肢水肿，常伴随出现发绀或一过性紫癜，会在面颊或咽喉部位出现类风疹样皮疹、瘙痒和水肿。

(4)接种效果：完成基础免疫后，几乎100%的婴儿可产生抗体反应，95%的婴儿达到了保护性抗体水平，临床效果估计为95%～100%。

30. 甲型H1N1流感疫苗接种知识有哪些?

(1)接种甲型H1N1流感疫苗的目的：全球甲型H1N1流感流行势头不减，截至2008年9月3日，全球已有188个国家和地区发生疫情，共报告25万病例，死亡2 800多人。而实际发病患者数远远超过报告病例数。北半球进入秋季，疫情呈快速上升趋势。

从我国内地来看，近期疫情形势也发生了一些新的变化，疫情从沿海向全国、从城市向农村扩散，由输入为主变为本土为主，由散发病例向聚集疫情发展。内地31个省份都发现疫情，每日报告病例数呈上升趋势，近期还陆续出现了重症病例。随着疫情的进一步扩大，出现较多重症病例，甚至出现部分死亡病例将不可避免。接种疫苗是预防甲型H1N1流感流行的有效手段之一。按照世界卫生组织的意见，每个人都应该接种甲型H1N1流感疫苗。

(2)甲型H1N1流感疫苗研发进展：为有效应对甲型H1N1流感疫情，我国建立了由发改委、卫生部、工信部、药监局、中国疾控中心、中国药品生物制品检定所和10个流感疫苗生产企业组成的甲型H1N1流感疫苗研发与联动生产协调机制。中国疾病预防控制中心统一组织实施了甲型H1N1流感疫苗的临床试验；国家食品药品监督管理局开辟疫苗快速审核通道，按照“依法依规、程序不变、标准不降”的原则，严格、公平、公正地对疫苗企业的注册申请进行审评审批。

我国各家甲型H1N1流感疫苗生产企业从世界卫生组织(WHO)获得可直接用于疫苗生产所用的毒种，按照季节性流感疫苗的生产工艺经过研制，生产出临床试验用疫苗，并开始临床试验，经过现场检查、注册检验、审评审批等各个过程，最终获得甲型 H1N1 流感疫苗的生产注册申请。我国成为全球第一个完成疫苗研发和注册使用的国家。

(3)甲型 H1N1 流感疫苗的安全性和有效性：国产甲型 H1N1 流感疫苗系采用世界卫生组织推荐的甲型 H1N1 流感病毒株(疫苗生产株)接种鸡胚，经病毒培养、收获病毒液、灭活病毒、浓缩、纯化、裂解后制成。10 个疫苗厂家在 7 个省份开展工作，13 000 多名志愿者接种了疫苗。

根据接种第一剂疫苗 21 天的血清学结果，疫苗的血清学效果和安全性达到了世界卫生组织和欧盟要求的标准。接种 15 微克/0.5 毫升无佐剂疫苗的阳转率和保护率均超过 85%。

常见的不良反应主要是局部疼痛、红肿、轻度发热、头痛等，与季节性流感疫苗基本相同，还没有发现罕见的不良反应。

(4)甲型 H1N1 流感疫苗的接种：接种甲型 H1N1 疫苗后，可刺激机体产生针对甲型 H1N1 流感病毒的抗体，用于此型病毒所致流感流行的免疫预防。

接种剂量/剂次：15 微克/0.5 毫升，1 剂次。接种部位：上臂外侧三角肌。接种途径：肌内注射。甲型 H1N1 流感疫苗要求于 2℃～8℃避光保存和运输，严防冻结。

接种甲型 H1N1 疫苗对其他流感没有预防作

用。接种季节性流感疫苗对甲型 H1N1 流感也没有预防作用。

卫生部要求在确保安全的前提下,按照知情者同意、自愿免费接种的原则,积极稳妥有序地开展疫苗接种工作。接种前,接种人员要认真查验儿童预防接种证、卡,核对受种者姓名、性别、出生日期及接种记录,确认是否为本次受种对象、接种疫苗的品种,如发现原始记录中受种者姓名、出生日期有误,应及时更正;对不属于本次的受种者,应向儿童家长或其监护人做好说服解释工作。同时还应告知受种者或者其监护人所接种疫苗的品种、作用、禁忌、不良反应及注意事项,询问受种者的健康状况,以及是否有接种禁忌等情况,并如实记录告知和询问情况。

(5)甲型 H1N1 流感疫苗与季节性流感疫苗的接种地点:世界卫生组织与美国免疫咨询委员会(ACIP)认为,甲型 H1N1 流感疫苗与季节性流感疫苗可以同时接种,接种要在不同部位。但由于目前国内外尚无两种疫苗同时接种后的临床试验数据,专家建议,如果需要接种两种疫苗,应至少间隔 14 天。

(6)甲型 H1N1 流感疫苗接种:甲型 H1N1 流感疫苗接种工作实行属地化管理,请咨询当地卫生行政部门和疾病预防控制机构,并密切关注当地卫生行政部门发布的甲型 H1N1 流感疫苗接种重点人群、接种地点等相关信息。

(7)甲型 H1N1 流感疫苗接种人群:接种甲型 H1N1 流感疫苗应首先保证维护国家安全稳定、社会正常运行、公共服务系统正常运转,其次兼顾各类重点人群,以降低病死率和发病率,降低流感大流行的危害。

我国重点接种人群的确定,主要综合目前疫情的流行病学特征,参考世界卫生组织等对甲型 H1N1 流感疫苗的使用建议,以及我国甲型 H1N1 流感疫苗的生产供应能力等因素,经专家论证确定的。我国将根据疫情的进展和疫苗供应能力的提高,必要时及时调整重点人群的范围。

现阶段,我国免疫重点人群为关键岗位的公共服务人员、学生及教师、慢性病患者等。

(8)不能接种甲型 H1N1 流感疫苗的人群:以下人群不能接种甲型 H1N1 流感疫苗:对鸡蛋或疫苗中任何其他成分(包括辅料、甲醛、裂解液等),特别是卵清蛋白过敏者;患急性疾病、严重慢性疾病、慢性疾病的急性发病期、感冒和发热者;吉兰-巴雷综合征患者;未控制的癫痫和患其他进行性神经系统疾病者;严重过敏体质者,对硫酸庆大霉素过敏者;年龄小于 3 岁者;医生认为,不适合接种的其他人员。

(9)孕、哺乳期妇女是否可以接种甲型 H1N1

流感疫苗:尽管世界卫生组织和美国疾病控制中心(CDC)都将孕妇列为高度优先的重点接种人群,但我国目前尚未将孕妇列为接种对象。主要是目前缺乏孕妇接种甲型 H1N1 流感疫苗的临床试验资料,孕妇接种甲型 H1N1 流感疫苗的风险性不确定,同时,我国一直将孕妇列为季节性流感疫苗禁忌人群。对于哺乳期妇女,目前尚无人类接种此疫苗后是否进入乳汁的相关研究数据,应充分权衡利弊后决定是否使用本品。卫生部将密切关注国内外疫苗临床试验的进展,适时组织专家论证,提出孕妇和哺乳期妇女的疫苗使用策略。

(10)有基础性慢性疾病患者可否接种甲型 H1N1 流感疫苗:一方面,有明显基础性疾病患者,特别是有呼吸道和心脑血管性疾病等慢性病的个体,在患甲型 H1N1 流感后,会加重原有基础性疾病,病重和病死的负担较重,应作为甲型 H1N1 重点接种对象;另一方面,对这些具有基础性疾病的个体,如患有严重慢性疾病或处于慢性疾病的急性发作期,则不宜接种疫苗。所以,对于有慢性病的个人,是否应该接种疫苗,要考虑当地流感疫情的严重性、患病的严重程度和接种的风险性,咨询当地临床医生或接种人员后再做决定。

(11)确定疫苗接种的重点地区:优先考虑在疫情较重、人口密集、人口流动性大的地区开展甲型

H1N1流感疫苗接种工作。疫情严重程度主要是根据甲型H1N1流感监测结果、聚集性病例发生起数和发病数量等因素综合判定。各地疫苗接种的重点地区要由各省卫生行政部门组织专家按照以上原则论证后确定。

(12)有效防止接种后出现严重不良反应：接种工作人员要严格按照操作规范进行接种。在接种前应该告知受种者监护人所接种疫苗的品种、作用、禁忌、不良反应及注意事项，询查受种者的健康状况；对无禁忌证的对象知情同意后方可接种疫苗；接种疫苗时要严格实施预防接种安全注射，接种后现场留观30分钟。

针对甲型H1N1流感疫苗的接种异常反应，我国在常规的疫苗接种异常反应接种的基础上，已经制定和下发了专门的监测方案，强化不良反应监测体系、疫苗不良反应事件处理机制和接种工作紧急停止机制。

(13)甲型H1N1流感疫苗的不良反应：①局部不良反应。常见疼痛；偶见红、肿、瘙痒。②全身不良反应。常见发热、疲劳乏力、头痛、头晕、恶心；偶见咽喉疼痛、肌肉疼痛、咳嗽、腹痛、关节疼痛、活动异常(活动减少/增多)、口干、食欲缺乏、腹泻、过敏反应、胸闷。

以上不良反应以轻度为主，主要发生在接种后

24 小时内。我国和其他国家还没有接种甲型 H1N1 流感疫苗的严重不良反应和罕见不良反应的资料。专家推测，接种甲型 H1N1 流感疫苗的严重不良反应应该与季节性流感疫苗相近。

31. 狂犬疫苗接种知识有哪些？

狂犬病是由狂犬病毒所致的自然疫源性或动物源性人畜共患急性传染病，流行性广，病死率极高，对人民生命健康造成严重威胁。狂犬病的典型临床表现为恐水症，故狂犬病又称恐水病。初期对声、光、风等刺激敏感而喉部有发紧感，进入兴奋期可表现为极度恐惧、恐水、怕风、发作性咽肌痉挛、呼吸困难等，最后痉挛发作停止而出现各种瘫痪，可迅速因呼吸和循环衰竭而死亡。人狂犬病主要通过患病动物咬伤、抓伤或由黏膜感染引起，在特定的条件下还可通过呼吸道气溶胶传染。受染动物唾液内含狂犬病毒。人被动物咬伤后接种狂犬疫苗和抗狂犬病血清是预防感染狂犬病的主要方法。

(1)狂犬疫苗的作用：目前对该病尚无特殊有效的治疗方法，病死率几乎 100%。狂犬疫苗内含一定量的灭活狂犬病病毒，可刺激机体产生抗狂犬病病毒的免疫力(主要为体液免疫产生抗狂犬病病毒的中和抗体，此外也包括细胞免疫的作用)，达到预防狂犬病发生的目的。

(2)应用人群:Ⅱ、Ⅲ级暴露者及需接种疫苗的Ⅰ级暴露者。狂犬病几乎是100%致死性疾病,因此妊娠期、哺乳期妇女,新生儿、婴儿、儿童,老年人或同时患有的其他疾病,并不成为接种疫苗的禁忌证,无论伤人的动物是否为狂犬病动物,均应尽早接种狂犬疫苗。

①孕妇。研究表明,合格的狂犬疫苗不会对孕妇产生不良影响,也不会影响胎儿。首先,狂犬疫苗为灭活病毒疫苗,灭活病毒不能通过胎盘屏障,不会导致胎儿出现异常;其次,目前国内外开展的研究均未发现狂犬疫苗引起流产、早产或致畸现象。

②哺乳期妇女 。哺乳期妇女接种狂犬疫苗后,可继续进行哺乳,不会影响婴儿的正常发育。

③新生儿和婴幼儿。新生儿、婴幼儿中枢神经系统和机体免疫功能尚不健全,被疯犬咬伤后,患狂犬病的危险性比成人要大。一旦暴露于可疑动物,务必及时、规范地处理伤口,并立即接种狂犬疫苗,必要时注射被动免疫制剂。

④计划免疫期的儿童。进行计划免疫接种的儿童可按正常免疫程序接种狂犬疫苗。目前的研究未发现狂犬疫苗和其他疫苗(包括儿童计划免疫疫苗)同期使用会对免疫效果产生相互影响。接种狂犬疫苗期间也可按正常免疫程序接种其他疫苗。鉴于狂犬病的致死性,应优先接种狂犬疫苗。

(3)接种时限:原则上是越早越好。人狂犬病可有较长的潜伏期,暴露者只要未发病,不管距暴露时间多久仍应尽快接种疫苗,将发生狂犬病的可能性降至最低。

(4)接种程序

①接种针次。于第0(注射当天)、3、7、14、30天各接种狂犬病疫苗1个剂量(儿童用量相同)。接种狂犬疫苗必须按时完成全程免疫,如未能全程接种,不能保证足够的抗狂犬病免疫效果,预防狂犬病效果得不到保证。

②接种剂量。狂犬疫苗不分体重和年龄,每针次均接种1个剂量。

③接种时间。一般情况下暴露后预防必须严格按照"0、3、7、14、30天"的程序进行接种。0、3和7天针次对机体产生抗狂犬病的免疫力非常关键,所以接种时间必须严格执行。在不可避免的情况下,14～30天针次适当延迟或提前也可接受,后续针次仍按原免疫程序接种。

(5)注射部位:上臂三角肌肌内注射。如6岁以下婴幼儿上臂三角肌发育尚不完全,无法注射疫苗时,可选择大腿前外侧肌内注射。由于臀部脂肪较厚,狂犬疫苗的吸收情况难以预测,因此禁止臀部注射。

(6)疫苗接种禁忌证:由于狂犬病几乎是100%

致死性疾病，所以暴露后疫苗接种无禁忌证。过量饮酒、饮浓茶或咖啡、食用刺激性食物和剧烈运动或重体力劳动可能会影响疫苗免疫应答，也可能引起疫苗注射反应，所以接种疫苗期间要尽可能避免上述行为。在此期间，还应尽量避免使用糖皮质激素、免疫抑制药和抗疟药。

(7)疫苗接种反应：纯化的细胞培养狂犬疫苗的安全性值得信赖，一般无不良反应，极少数人可能出现局部红肿、硬结及荨麻疹等，在短期内就可以恢复，一般不需做特殊处理。极个别人的反应可能较重，红肿范围较大，伴有高热、倦怠等症状，应及时就诊。如发现患者对正在使用的狂犬疫苗过敏，可更换另一种疫苗继续原有程序（如第二针及以后针次）或重新开始免疫程序（如第一针）注射。仍然发生过敏者，可到医院进行抗过敏治疗，之后再完成全程疫苗的注射。

32. 肺炎疫苗接种知识有哪些？

肺炎球菌是世界范围内引起死亡的重要原因之一，是肺炎、脑膜炎、中耳炎的主要原因。肺炎球菌常寄生在健康人的鼻咽部，有 40%～70% 的人带菌，当机体免疫功能降低时，病菌就会乘虚而入侵入肺部，造成肺炎。肺炎球菌感染，一是自身带菌，当抵抗力降低时，肺炎球菌向下呼吸道侵犯引起肺炎；

二是被来自带菌的他人或患者所传染，引起肺炎。近年来，由于肺炎球菌对抗生素产生不同程度的耐药性，有的地区竟达到50%，给治疗肺炎带来了困难。故对于肺炎应重在预防，接种肺炎疫苗便是预防的一种好办法。

肺炎疫苗为“23价肺炎球菌多糖疫苗”，能覆盖23种经常引起肺炎球菌感染的血清型，约90%的肺炎是由这23种血清型引起的。绝大多数健康的成年人在接种后2～3周内，均能产生抵抗所有或大部分肺炎球菌的保护性抗体。

(1)肺炎疫苗接种时间：肺炎疫苗可以在全年任何时间接种，也可以与流感疫苗同时接种，使用不同的注射器在不同部位接种。为了方便，可在年度查体时或就诊时接种多价肺炎球菌疫苗。儿童应在超过2岁时接种该疫苗。接种疫苗后的保护抗体水平至少可以保持5年，一般而言，肺炎疫苗只需接种1次，但身体虚弱者，在首次接种5年后需要2次补种。

(2)接种对象：2岁以上的儿童；60岁以上的老年人；反复发作上呼吸道疾病、鼻窦炎、中耳炎的儿童和成年人；慢性病患者、免疫系统功能失常者、无脾者、医护工作者等。

(3)禁忌证：对疫苗中的任何成分过敏者；正在进行免疫抑制治疗的患者；具有严重心脏病或肺功

能障碍的患者；妊娠期和哺乳期的妇女。

(4)使用及效果：上臂三角肌，肌内或皮下注射，免疫保护期5年。在流感流行前和流感疫苗联合使用增加免疫效果。

(5)接种注意事项：少数人注射部位可出现疼痛、红肿，全身反应如发热、肌痛、虚弱等症状罕见，可在2～3天内自行恢复。变态反应极为罕见。

33. 口服痢疾活疫苗知识有哪些？

细菌性痢疾是由痢疾杆菌引起的急性传染性疾病，主要通过粪-口途径传播，感染剂量极小，10～100个菌就能产生典型的菌痢，故本病发病率很高，历年来都位于甲类、乙类传染病发病率的前几位，严重影响人民健康，尤其是婴幼儿的健康，为世界各国政府所重视。我国每年的报告病例都在200万例以上。

细菌性痢疾分四群，四十多个血清型，型间交叉保护较弱，但在我国主要流行群型是福氏和宋内氏菌，两者发病数占整个细菌性痢疾发病数的90％以上。其临床表现为发热、腹痛、里急后重及脓血便。急性中毒性痢疾无明显的消化道症状，主要为全身中毒症状。细菌内毒素还可造成微血管痉挛、缺血和缺氧，导致重要脏器功能衰竭、脑水肿和脑疝。

口服痢疾活疫苗是目前世界上惟一一株获准生

产的基因工程口服痢疾活疫苗。疫苗的主要成分为福氏、宋内氏痢疾菌株(FS)、蔗糖,并以明胶作为保护剂。口服该菌苗后能诱导肠黏膜产生特异性抗福氏 2a 和宋内氏痢疾菌 SIgA 免疫应答,从而获得特异性免疫保护效果。

(1)接种对象:3 岁以上儿童和成年人。

(2)使用方法:以痢疾活疫苗缓冲液溶解后口服,每人服 3 次,每次间隔 5～7 天。

(3)免疫效果:研究显示,服活疫苗 3 次后特异性 SIgA 抗体阳转率,福氏为 71.0%,宋内氏为 77.9%。流行病保护效果,福氏为 65.50%,宋内氏为 82.35%。对其他群型的痢疾菌也有交叉保护作用,保护率大于 50%。

(4)接种反应和禁忌证:口服该活疫苗后全身及肠道反应轻微,偶有恶心、腹痛、便稀和胃肠道不适感。有免疫缺陷、免疫功能不全、严重胃肠道疾患、急性传染病、发热及心、肝、肾疾患者忌服。

(5)注意事项:本品只供口服,不可注射,因该品为活疫苗,切勿用加热的口服缓冲液或热开水服用。启开后,应在 15 分钟内服用。

(6)贮存条件:本疫苗在 2℃～8℃条件下贮运。

34. 预防接种有哪四大误区?

(1)只有儿童才需要预防接种:对于传染病的威

胁，只要体内没有产生抗体，任何年龄段的人群都可受到感染。儿童由于抵抗力比较弱，确实需要预防接种进行保护。但成年人预防接种已经越来越得到重视。已经有越来越多的疫苗可以用于成年人接种，如肺炎疫苗对于老年人和体弱多病者预防呼吸系统感染很有益处，流感疫苗对于儿童和成年人预防流行性感冒也很有帮助。有特定职业风险的人群还可以接种甲肝疫苗、乙型肝炎疫苗、霍乱疫苗、黄热疫苗、出血热疫苗、伤寒疫苗、狂犬病疫苗、森林脑炎疫苗等。

(2)预防接种可以保证不患病：由于技术限制和个体差异等原因，预防接种无法保证接种者不患病。但是相对于未接种者，可以将患病风险大大降低。预防接种的针对性强，如流感疫苗只能预防流行性感冒，并不能预防上呼吸道感染（即普通感冒或伤风）；肺炎疫苗只能预防大部分肺炎球菌引起的各种感染，但不能预防其他原因引起的肺炎；流感嗜血杆菌疫苗预防的是流感嗜血杆菌引起的各种感染，与流行性感冒没有关系，也不能预防流行性感冒。如果仅从疫苗名称上去理解其预防效果是容易引起误会的。

(3)严格按规定日期接种：很多疫苗需要接种多个剂次，剂次之间有一定的日期间隔要求。一般而言都是间隔时间越长，接种效果越好，但是考虑到疾病暴露的风险、产生效果的及时性，间隔时间又不能太长。目前各种疫苗规定的日期间隔是综合考虑接种效果和产生效果的及时性后折中的结果。如果没有特殊情况，应尽可能按规定的日期间隔接种。在规定日期之后推迟几天或甚至几周接种不会对健康有损害，对接种效果基本也没有影响。但提前接种可能会降低接种效果或增加不良反应，因此不建议提前接种。

(4)有禁忌证一定不能接种：疫苗都有接种禁忌证，并可分为两种情况，一种是暂缓接种，一种是禁忌接种。暂缓接种的情况一般指发热，禁忌接种的情况一般有严重疾病(如心脏病、肾病、肝病等)，对疫苗成分过敏等。不同的疫苗还有一些区别，比如含减活风疹病毒的疫苗对孕妇是忌用的，具体的禁忌情况还要看说明书。但如果因为禁忌证不接种，也有感染疫苗可预防疾病的风险。所以，正确的态度应该是衡量禁忌证风险和患病风险，再做出明智的决定。

35. 儿童接种疫苗常遇到哪些误区?

(1)只要做好计划内免疫就足够了：国家纳入计划、有统一免疫规程的疫苗只有 7 种，即卡介苗、脊髓灰质炎疫苗、“百白破”三联疫苗、麻疹疫苗、乙型肝炎疫苗、流脑和乙脑疫苗。这7种疫苗儿童必须普遍接种，费用由政府负担。其他疫苗，如流感疫苗、肺炎疫苗等，则由人们自己选择接种或不接种，费用一般自己承担。如果当地存在疫情，或者小儿是需要保护的重点人群，建议有条件的家庭应该给小儿注射疫苗，为孩子投一份“免疫”保单。

(2)球蛋白能提高免疫力：有人迷信丙种球蛋白，把它看成是防病的万能药。如果孩子患先天或后天性低丙种球蛋白缺乏症时，经常注射丙种球蛋白是一种治疗的方法。但球蛋白不能经常注射，它并不能防百病，而且这些制剂如果处理不当，还会有一些不良反应，如携带乙型肝炎病毒的球蛋白，注射后可导致罹患乙型病毒性肝炎；还有的制品如果保存不妥，注射后可能发生变态反应，甚至危及孩子生命。

(3)小儿接种疫苗仍然感染了疾病，疫苗失灵了：全世界已有数以万计的儿童通过接种疫苗，获得脊髓灰质炎、麻疹、白喉等疾病的免疫。保质期内、正规厂家出的疫苗是有效的，这一点毋庸置疑。严格地说，疫苗对绝大多数人起作用，但对极少数人来讲，他们对疫苗没有任何反应。接种疫苗获得的免疫率为85%以上，不接种疫苗获得的免疫率为零。

36. 小儿免疫接种有哪七个误区？

(1)认为某些传染病已经绝迹无需接种疫苗：由于免疫接种的实施，多数疾病在某一国家或地区的发生率可能降到了非常低的水平。这并非意味着传染那些疾病的细菌及病毒已经绝迹，获得对这些疾病的免疫仍是必要的。在世界上的其他国家或地区可能还很普遍，旅游者可能会将这些病菌带回来，很快得到蔓延。

免疫接种也可间接保护那些不能接种疫苗或对疫苗没有反应的人。如果他们周围的人群都接种了疫苗的话，那么，他们感染上传染病的几率就会降低。

(2)认为水痘不是致命性的疾病，不必接种疫苗：每年约有 9 000 人因发生水痘而住院，约 100 人死于水痘，水痘疫苗将使多数儿童获得免疫，研究表明，水痘疫苗是安全有效的，其有效期限究竟有多长，以及是否加强剂量还在研究中。

(3)认为母乳喂养的儿童无需接受免疫：母乳并不像疫苗那样可以预防传染病，母乳喂养的婴儿可能会少患感冒，但母乳并不能预防百日咳、脊髓灰质炎、白喉等这样严重的疾病。

(4)认为即使接种疫苗，也会感染上相关疾病：疫苗有效这一点毋庸置疑，全世界已有数以万计儿童获得脊髓灰质炎、麻疹、白喉等疾病的免疫。可以说，接种疫苗获得免疫率为85%以上，不接种疫苗获得免疫率则为零。

(5)认为在感冒、发热时不可以接种疫苗：一般来讲，小毛病不影响接种，如发热体温不是过高，咳嗽、流鼻涕、中度腹泻等，都可以接种疫苗。具体标准要由专业医生来掌握。

(6)认为百白破疫苗可导致婴儿猝死综合征：将百白破疫苗注射与婴儿猝死联系起来，这是没有任何科学根据的。之所以会出现这样不实的说法，是因为婴儿在接受第一次疫苗注射时的月龄为2个月，这时正好是婴儿猝死综合征的高发期。两者之间并无内在联系。

(7)1次接种1种以上疫苗对儿童有危险：研究证明，用于儿童期常规疫苗可以同时接种，效果安全，多种疫苗同时接种引起的不良反应，不会比单种疫苗单独接种时大，如果放心不下的话，可与医生商量，分开接种。

37. 疫苗接种应避免的误区有哪些？

(1)接种过疫苗就能100%不生病：为了使疫苗安全，生产疫苗所使用的病毒或细菌都被灭活或减毒，没有一种疫苗的保护率是100%，大多数常规使用的疫苗保护率在85%～95%。由于个体差异，也并不是所有人都能免疫成功。

(2)接种疫苗有不良反应会影响人体健康:疫苗的研发与药品一样,投资巨大、研发周期长(平均为7～10年)、上市审批严格;由于疫苗的使用对象为正常健康人群,要求疫苗安全性更高。接种疫苗是在医生指导之下进行,正确掌握禁忌证,安全性是有保证的。实际上大多数疫苗的不良反应,如接种部位酸痛、轻微发热等,是短暂的。

(3)接种疫苗是孩子的事,成年人没有必要:对于传染病的威胁,只要体内没有产生过抗体,任何年龄阶段都可能受感染。成年人是社会及家庭的支柱,更需要受到保护。早预防、早受益,尤其是医务工作者、导游等高危群体更应当接种。

(4)没有必要自己花钱打疫苗:以甲型病毒性肝炎为例,据测算,患者平均住院45天,住院费用约1.2万元,出院后完全恢复约需5个月,要花销3000元,共需1.5万元。与其相比,接种1支甲肝疫苗,只花很少很少的钱。疫苗对于个体预防疾病的经济效益最为显著,更重要的是,避免了疾病对健康的损害。

38. 丙种球蛋白能够代替防疫针吗?

不知什么时候开始,丙种球蛋白好像成了“包医百病”的“灵丹妙药”,经常有家长要求医生给孩子使用。即使孩子已打过3次丙种球蛋白针，反复咳喘明显减少了，有的家长还要求继续给孩子使用，说虽然疗程已经够了，给孩子再多打几针补补身子也是有好处的，省得打预防针那么麻烦。其实，这是误解。疾病的发生与人体的免疫状态有关。人体的免疫功能可分为2种：主动免疫和被动免疫。

(1)主动免疫是指在抗原的刺激下，人体的免疫系统对抗原作出反应，产生了专门对付该抗原的抗体，以后如果再碰到这种抗原，抗体等免疫物质就会主动地去攻击它，保护人体不受侵害。这个过程就是主动免疫的过程。注射预防针就是主动免疫的方法之一。如果体内的抗体等免疫物质缺少，身体则容易患病。生病过程实际上也是身体主动免疫的过程。

(2)被动免疫则是直接将抗体类物质输入人体，不需身体的免疫系统“制造”抗体。注射丙种球蛋白就是被动免疫的一种，它是直接把抗体给予人体，能在短时间内增强身体免疫力。这只是一种应急措施，主要用于已密切接触了麻疹、肝炎、脊髓灰质炎等传染病的患者，而且接触者还没有接受过相应的预防接种的情况下。目的在于防止这些孩子受传染，或使已受到传染的孩子发病时症状减轻一些。

注射丙种球蛋白后，抗体的有效作用时间为3～8周。因此，要注意把握好时机。一般在接触患者后 3 天内注射，才能起到预防传染或减轻症状的效果。太早注射，由于抗体有效期已过，起不到作用；太晚注射，则由于已受传染发病，也起不到作用。但是注射预防针可使身体产生较持久的免疫力，在较长时间内还有抗病作用。

39. 为孩子治疗流感，家长要注意的误区有哪些？

(1)有些家长认为，孩子一旦接种了流感疫苗就可以避免感冒，或至少感冒要比以前减少，这种观点其实不正确。事实上，注射流感疫苗可以预防流行性感冒病毒，但不能防止普通性感冒的发生，只能起到缓解普通性感冒症状、缩短感冒周期等作用。所以，不能因为接种疫苗之后还是感冒了，就认为疫苗效果很差。

(2)家长认为，孩子只要接种过流感疫苗，就可以一辈子高枕无忧了。事实上，因为疫苗配方是在对当年流行病毒毒株预测的基础上制成的，而流感病毒毒株几乎每年都发生变异，因此流感疫苗需每年接种。

(3)家长认为，板蓝根具有抗病毒作用，而且又是中药，没有不良反应，因此可长期给孩子服用，以此预防流感。其实不妥，板蓝根并非预防流感的良药，而且服用不当会造成过敏及消化、造血系统等不良反应。

家长们应帮助孩子在日常生活中预防流感。做到勤洗手，避免去人多的公共场所，多补充维生素，胡萝卜、花椰菜、红薯和土豆等都富含人体所需的营养素；在屋内洒一些稀释了的食醋，能够抑制流感病毒的繁殖；平时督促孩子锻炼身体，增强体质。

40. 疫苗接种存在的错误认识有哪些？

(1)迟打疫苗没关系：不少年轻父母因为自己工作繁忙，竞争压力大，无暇带孩子打疫苗，而频频拖延时间或者漏打。他们认为，疫苗早打晚打并没有很实质性的关系，只要是打了就可以有效果。其实不然，提前、推迟都不好。因为孩子临时有生病、不适等禁忌证的原因，而客观拖延注射疫苗的时间是没有办法的，也是不会影响整体免疫效果的。但家长应该尽可能地等到孩子病一好，就赶快把疫苗补打好。因为，及时接种疫苗，预防疾病才能取得最好效果。另外，接种疫苗还不可提前，因为对于年龄小的孩子，妈妈体内的抗体可能会产生干扰，使免疫失败。

(2)接种后发热就不正常：有些家长看到孩子注射疫苗后出现发热、红肿等现象，就慌了手脚，连忙送医院，误认为是异常反应，会发生意外。其实，家长大可不必这样紧张。大多数接种者能获得抗感染的有效免疫反应。但是,疫苗对机体来说是一种异物,一些接种者在获得免疫保护的同时,也会发生一些其他不利于机体的预防接种不良反应。如果发生一般反应,如发热、接种局部红肿痛,这是机体对疫苗的一种排异反应,一般1～2天即可恢复。如果体温较高(超过38.5℃)或发热持续数日,或出现异常反应,应带孩子去正规医院就诊、治疗,以免延误病情。

值得提醒的是,接种时,应如实将健康状况告知医生,包括患病史、过敏史(食物和药物)、上次接种同种疫苗后的情况。如果是新生儿,请务必将出生时的健康状况告诉医生,包括体重、有无先天性畸形、先天性疾病等。

(3)打疫苗等于终身保险:不少人认为,自己小时候打过疫苗,就不会再得传染病了。但事实并非如此,有些注射过疫苗的人难免还会再得传染病。打疫苗并不等于买了终身保险。因为减毒活疫苗是终身有效的,如麻疹疫苗、脊灰疫苗和卡介苗,而灭活疫苗为多次免疫的,并非终身有效,如乙型肝炎疫苗、白百破疫苗、A群流脑疫苗等。

41. 乙型肝炎疫苗接种的四大误区是什么?

(1)以母血代替幼儿血进行检查:有的家长甚至有少数医护人员认为,小孩太小,而不愿意为其采血，抽取母血来检查。

(2)剂量越大越好：注射疫苗的目的在于诱导机体产生抗乙型病毒肝炎的免疫力，所用的剂量是经过严格计算的，加大就会产生浪费，甚至产生不良反应。

(3)不敢联合免疫：调查中发现，一些小孩没有接种乙型肝炎疫苗的原因是幼儿园、小学经常接种其他免疫疫苗，有些家长怕再用乙型肝炎疫苗会产生不良反应，结果耽误了乙型肝炎疫苗的接种时间。

(4)等孩子长大点再接种疫苗：家长觉得孩子小，挨几针心痛，基于这样一种心理，往往把孩子预防接种乙型肝炎疫苗的时间一拖再拖。年龄与免疫效果的关系表明，人体对乙型肝炎疫苗的免疫应答与年龄呈负相关，即新生儿免疫效果最好，儿童次之，成年人最差。所以，接种乙型肝炎疫苗的时间越早越好。

四、免疫知识

1. 什么叫免疫?

所谓“免疫”,顾名思义即免除瘟疫。免疫是指机体免疫系统识别自身与异己物质,并通过免疫应答排除抗原性异物,以维持机体生理平衡的功能。免疫是人体的一种生理功能,依靠这种功能识别“自己”和“非己”成分,从而破坏和排斥进入人体的抗原物质,或人体本身所产生的损伤细胞和肿瘤细胞等,以维持人体的健康。

2. 免疫有什么重要作用?

免疫就是用抗原物质刺激人体使人体产生抗体,提高机体防御能力。其重要作用有:

(1)生理防御:就是人体抵御病原体及其毒性产物侵犯,使人免患传染性疾病。

(2)自身稳定:人体组织细胞不停地新陈代谢,随时有大量新生细胞代替衰老和受损伤的细胞。免疫系统能及时地把衰老和死亡的细胞识别出来,并把它从体内清除出去,从而保持人体的稳定。

(3)免疫监视:免疫系统具有识别、杀伤并及时清除体内突变细胞,防止肿瘤发生的功能,称为免疫监视。免疫监视是免疫系统最基本的功能之一。

3. 什么是自动免疫和被动免疫?

自动免疫和被动免疫又分“天然”和“人工”两种。

(1)天然自动免疫:经感染某种传染病后得到的免疫力,叫天然自动免疫。由于感染传染病后表现轻重不一,重者可危及生命,所以不能依靠它来提高人的免疫力。

(2)天然被动免疫:通过胎盘及乳汁,把母亲的抗体输给胎儿及婴儿,使婴儿不易得某些传染病,这就是天然被动免疫。但这种抗体在6个月后就逐渐消失,以后感染传染病的机会就增多了。

(3)人工自动免疫:把死的或对人无毒的或减弱了毒力的活的细菌、病毒及其毒素,接种到人体内,经过一定时间,人体就被刺激产生相应的抗体,具有抵抗某种疾病的能力,这就叫人工自动免疫。如各种预防接种就是人工自动免疫,其目的是用人工的方法使机体产生自动免疫。

(4)人工被动免疫:把患过某种传染病后得到免疫的人或动物的血清或制品,注射到没有免疫力的人体内,以增加人体免疫力,预防疾病,称为人工被动免疫。例如，注射白喉抗毒素防治白喉、注射胎盘球蛋白或丙种球蛋白来预防某些传染病等，均属于人工被动免疫。

4. 什么是计划免疫？

计划免疫是贯彻“预防为主”的卫生工作方针的一种措施，就是用人工的方法有计划地增强对几种危害人们健康的传染病的抵抗能力，达到最终消除这些传染病的目的，以保护人们免受这些传染病的威胁。世界卫生组织早在1974年第24届世界卫生大会上就提出“要在2000年使人人享有卫生保健”。1978年，该组织又在世界卫生大会上具体地提出，要在1990年前对全世界儿童提供有关疾病的免疫预防。到1981年10月为止，全世界已有197个国家开展了这方面的工作。

我国也成立了全国计划免疫工作咨询委员会来推动这方面的工作。据统计，自从开展计划免疫工作以来，麻疹、脊髓灰质炎、百日咳、破伤风和儿童结核的发病已显著减少，所以计划免疫是保护儿童免受上述疾病威胁的好方法。

5. 什么是儿童计划免疫？

儿童计划免疫是根据危害儿童健康的一些传染

病，利用安全有效的疫苗，按照规定的免疫程序进行预防接种，提高儿童免疫力，以达到预防相应传染病的目的。

危害儿童健康的传染病有麻疹、小儿麻痹、结核病、白喉、百日咳、破伤风、乙型病毒性肝炎、流行性乙型脑炎等。这些病都比较严重，一旦染上，会影响儿童的生长发育，有的还会威胁生命或留下后遗症，给个人、家庭带来不幸，给社会造成负担。计划免疫是预防和控制并最终消灭相应传染病最方便、最有效、最经济的手段。列入计划免疫的疫苗有卡介苗、小儿麻痹糖丸、百白破三联混合制剂、麻疹疫苗。一些大城市还把乙型肝炎疫苗、乙脑疫苗也列入儿童计划免疫程序。

6. 怎样为孩子计划免疫?

计划免疫是世界卫生组织及我国为保证儿童健康成长，根据其成长阶段特点制定的免疫程序，有计划地进行麻疹、小儿麻痹、百日咳、白喉、破伤风、结核病、乙型病毒性肝炎、流行性脑炎、腮腺炎、风疹等的预防。

儿童全程计划免疫的时间程序是：

(1)孩子出生 48 小时内即可接种卡介苗和乙型肝炎疫苗；10 天之内口服小儿麻痹糖丸 1 粒。

(2)孩子满 1 个月时注射乙型肝炎疫苗第二针。

(3)孩子满2个月时再次口服小儿麻痹糖丸1粒。往后每月1次,连服3个月,每次服药间隔30天。

(4)孩子满3个月时开始注射百白破三联混合疫苗,每月注射1次,连续注射3个月,每次注射间隔30天。

(5)孩子满6个月时注射乙型肝炎疫苗第三针。

(6)孩子满8个月时注射麻疹疫苗1次;8个月以后的孩子每年秋末冬初季节注射流脑疫苗,1年1次,连续注射3年。

(7)孩子满2周岁时加强注射百白破三联疫苗针和麻疹疫苗针1次;口服小儿麻痹糖丸1粒。

(8)孩子满4周岁时加强小儿口服麻痹糖丸1粒。乙型肝炎疫苗加强针1次。

(9)孩子满7周岁时加强注射卡介苗、麻疹疫苗、百白破三联疫苗针1次。

(10)农村孩子满12岁时,或城市有频繁接触结核病患者的体弱儿童应加强注射卡介苗1次。

7. 什么是国家免疫规划?

国家免疫规划,是指按照国家或者省、自治区、直辖市确定的疫苗品种、免疫程序或接种方案,在人群中有计划地进行预防接种,以预防和控制特定传染病的发生和流行。

目标是全面组织实施扩大国家免疫规划，继续保持无脊灰状态，努力消除麻疹，控制乙型病毒性肝炎，进一步降低疫苗可预防传染病的发病率。到2010年，适龄儿童的乙型肝炎疫苗、卡介苗、脊灰疫苗、百白破疫苗、白破疫苗、麻疹疫苗、麻腮风疫苗、乙脑疫苗、流脑疫苗（包括A群流脑疫苗和A+C群流脑疫苗）、甲肝疫苗等11种疫苗的接种率以乡镇为单位达到90%以上。

在现行范围内已经使用的8种疫苗的基础上，以无细胞百白破疫苗替代百白破疫苗，并将麻腮风疫苗、A+C群流脑疫苗、甲肝疫苗3种疫苗纳入儿童免疫规划，对适龄儿童进行常规接种。在发生炭疽疫情、钩端螺旋体病疫情或发生洪涝灾害可能导致钩端螺旋体病暴发流行时，对重点人群进行炭疽疫苗或钩体疫苗的应急接种。在必要时，对重点地区的重点人群进行流行性出血热疫苗接种。

8. 什么是扩大免疫规划？

扩大免疫规划：简称EPI，是由世界卫生组织提出的，包括两方面：一是要求不断扩大免疫接种的覆盖面，使每个儿童出生后都能获得免疫接种的机会；二是要求不断扩大免疫接种的疫苗，除接种“四苗”外，各地应根据当地的情况增加接种疫苗的种类。这些要求与我国计划免疫的要求也是一致的。

9. 什么是抗原?

所谓抗原，是指能刺激机体产生特异性免疫反应，并能与之发生特异性结合，即能在体内引起免疫反应的物质。例如，预防接种用的卡介苗、麻疹疫苗、小儿麻痹糖丸等都是一种抗原。某一物质能否成为抗原，首先是由它本身的某些性质决定的。凡是具有抗原性的物质多数是蛋白质，其结构较复杂，分子量较大，具有异物性(抗原与所刺激的机体自身物质的差异)等。而病原微生物及其毒素、异种天然蛋白质等多具有上述性质，所以都是良好的抗原。

10. 什么是抗体?

受外来抗原物质刺激后，能产生一种与该抗原发生特异性结合的物质，称为抗体。

抗体的主要功能是与抗原(包括外来的和自身的)相结合，从而有效地清除侵入机体内的微生物、寄生虫等异物，中和它们所释放的毒素或清除某些自身抗原，使机体保持正常平衡，但有时也会对机体造成病理性损害，如抗核抗体、抗双链脱氧核糖核酸抗体、抗甲状腺球蛋白抗体等一些自身抗体的产生，对人体可造成危害。

11. 什么是菌苗、疫苗、类毒素?

(1)菌苗:是用细菌菌体制造而成。分为死菌苗及活菌苗 2 种。

(2)疫苗:指用病毒或立克次体制成。分为死疫苗及活疫苗 2 种。

(3)类毒素:是用细菌所产生的外毒素经甲醛(福尔马林)去除毒性保留免疫性的制剂。

12. 什么是联合免疫?

联合免疫是指将 2 种或 2 种以上的抗原采用疫苗联合、混合或同次使用等方式进行免疫接种,以预防多种或同种不同血清型、不同周期传染病的一种手段。例如,卡介苗、麻疹疫苗,脊髓灰质炎疫苗和百白破混合制剂都可以采用联合免疫。

(1)灭活疫苗一般不干扰其他灭活疫苗和减毒活疫苗的免疫应答,不增加不良反应。也就是说,灭活疫苗接种在先,再接种其他灭活疫苗或减毒活疫苗,通常不需间隔一定时间接种。

(2)两种减毒活疫苗如未同时接种,应至少间隔 28 天以上。但口服活疫苗可在注射活疫苗或灭活疫苗前后任何时候接种。

(3)抗体(免疫球蛋白)与疫苗之间的相互作用,

灭活疫苗通常不受循环抗体的影响，因此灭活疫苗可以在输入抗体之前、之后或同时接种。减毒活疫苗受循环抗体的影响，干扰其复制，因此使用抗体前后，两者必须间隔足够时间(至少2周以上)。

(4)接种要求：①受种儿童在同一天内接种的疫苗不得超过2种。②第二类疫苗不能与第一类疫苗在同一天内接种(注：至少间隔在15天以上)。

以上原则是在保证落实第四条的基础上实施。

13. 何谓冷链?

疫苗从生产单位到使用单位的一系列运输、贮存过程都要求在适当的冷藏(不是越冷越好)条件下进行，为保证这一冷藏条件而建立的一整套设施称之为“冷链”。冷链是保证疫苗及时有效接种的重要手段。运输疫苗的冷藏车，贮存疫苗的冷库，普通冰箱、冷藏箱、冷藏包或冰瓶，以及为冷藏箱包提供的冰排和冰排速冻器等统称为冷链设备(表5)。

表5 常用疫苗贮运温度

疫苗品种	贮运温度
冻干卡介苗	−20℃～8℃
百白破制剂	2℃～8℃
脊灰糖丸	−20℃～8℃
冻干麻疹疫苗	−20℃～8℃

续表

疫苗品种	贮运温度
乙脑疫苗	2℃～8℃
流脑菌苗	2℃～8℃
乙型肝炎疫苗	2℃～8℃
甲肝疫苗	－20℃～8℃
腮腺炎疫苗	2℃～8℃
风疹疫苗	2℃～8℃

14. 何谓儿童计划免疫保偿？

保偿是带保险性质的有偿服务。计划免疫保偿就是承担保偿的卫生单位，向愿意加入的7岁以下儿童收取少量的保偿费，与儿童家长签订保偿合同，保证按计划免疫程序适时地为入保儿童接种有关疫苗，以控制相应疾病的发生。在儿童入保合同规定的有效期内，入保儿童万一发生相应疾病，不但可以及时得到优先诊治，而且由保偿者付给一定数量的赔偿费。

15. 儿童参加计划免疫保偿有什么意义？

计划免疫保偿是一种承担健康安全为主，承担发病风险为辅的卫生经济管理形式。它的推行,可以保证儿童按计划有效地接种各种疫苗,杜绝漏种、重种的现象,保护儿童不受或少受传染病威胁。儿童一旦患病,可以及时得到诊治,最大限度地减少致残或致死。

16. 为什么一定要按免疫程序给小儿打预防针?

因为不同的疫苗有不同的免疫程序,这是根据多年科学实践为依据而制定的,如百白破、小儿麻痹糖丸等,必须注射3次完成基础免疫;乙型肝炎疫苗注射完成3次才能使儿童身体产生足够的免疫力。随着宝宝的长大,体内原有的疫苗获得的免疫力,也会逐渐下降,因此还要进行加强免疫。儿童入托、入园、入学要凭有效免疫接种证。由于托儿所、幼儿园、小学都是儿童集中的场所,儿童对疾病的抵抗力较差,为了防止传染病的发生和流行,保护儿童健康,必须有群体免疫力。因此,儿童要凭有效的免疫接种证才能入托、入园和入学。儿童的免疫接种证是证明儿童按国家规定的免疫程序进行了预防接种,对一些传染病已有了免疫力,即使这类传染病出现了,也不易被传染,因为形成了群体免疫屏障,不会造成传染病的流行。

17. 我国扩大免疫规划疫苗包括哪些内容?

目前国家免疫规划确定的疫苗包括皮内注射用卡介苗(以下称卡介苗,BCG)、重组乙型肝炎疫苗(以下称乙型肝炎疫苗,HepB)、口服脊髓灰质炎减毒活疫苗(以下称脊灰疫苗,OPV)、吸附百白破联合疫苗(以下称百白破疫苗,DPT)及吸附白喉破伤风联合疫苗(以下称白破疫苗,DT)、麻疹减毒活疫苗(以下称麻疹疫苗,MV)(表6)。

表6 国家扩大免疫规划疫苗免疫程序

疫苗	接种对象月(年)龄	接种剂次	接种部位	接种途径	接种剂量/剂次	备注
乙型肝炎疫苗	0、1、6月龄	3	上臂三角肌	肌内注射	酵母苗5微克/0.5毫升	出生后24小时内接种第1剂次,第2剂次间隔≥28天,第3剂次间隔6个月
卡介苗	出生时	1	上臂三角肌中部略下处	皮内注射	0.1毫升	
脊灰疫苗	2、3、4月龄,4周岁	4		口服	1粒	第1、2剂次,第2、3剂次间隔均≥28天

续表

疫　苗	接种对象月(年)龄	接种剂次	接种部位	接种途径	接种剂量/剂次	备　注
百白破疫苗	3、4、5 月龄,18～24月龄	4	上臂外侧三角肌	肌内注射	0.5 毫升	第 1、2 剂次,第 2、3 剂次间隔均≥28 天
白破疫苗	6 周岁	1	上臂三角肌	肌内注射	0.5 毫升	
麻疹疫苗(麻疹疫苗)	8 月龄	1	上臂外侧三角肌下缘附着处	皮下注射	0.5 毫升	
麻腮风疫苗(麻腮疫苗、麻疹疫苗)	18～24 月龄	1	上臂外侧三角肌下缘附着处	皮下注射	0.5 毫升	
乙脑减毒活疫苗	8 月龄,2 周岁	2	上臂外侧三角肌下缘附着处	皮下注射	0.5 毫升	
A 群流脑疫苗	6～18 月龄	2	上臂外侧三角肌附着处	皮下注射	30 微克/0.5 毫升	第 1、2 剂次间隔 3 个月
A＋C 流脑疫苗	3 周岁,6 周岁	2	上臂外侧三角肌附着处	皮下注射	100 微克/0.5 毫升	2 剂次间隔≥3 年;第 1 剂次与 A 群流脑疫苗第 2 剂次间隔≥12 个月

续表

疫苗	接种对象月(年)龄	接种剂次	接种部位	接种途径	接种剂量/剂次	备注
甲肝减毒活疫苗	18月龄	1	上臂外侧三角肌附着处	皮下注射	1毫升	
出血热疫苗(双价)	16～60周岁	3	上臂外侧三角肌	肌内注射	1毫升	接种第1剂次后14天接种第2剂次,第3剂次在第1剂次接种后6个月接种
炭疽疫苗	炭疽疫情发生时,病例或病畜间接接触者及疫点周围高危人群	1	上臂外侧三角肌附着处	皮上划痕	0.05毫升(2滴)	病例或病畜的直接接触者不能接种
钩体疫苗	流行地区可能接触疫水的7～60岁高危人群	2	上臂外侧三角肌附着处	皮下注射	成人第1剂0.5毫升,第2剂1.0毫升7～13岁剂量减半,必要时7岁以下儿童依据年龄、体重酌量注射,不超过成人剂量1/4	接种第1剂次后7～10天接种第2剂次
乙脑灭活疫苗	8月龄(2剂次),2周岁,6周岁	4	上臂外侧三角肌下缘附着处	皮下注射	0.5毫升	第1、2剂次间隔7～10天

续表

疫苗	接种对象月(年)龄	接种剂次	接种部位	接种途径	接种剂量/剂次	备注
甲肝灭活疫苗	18 月龄，24~30 月龄	2	上臂三角肌附着处	肌内注射	0.5 毫升	2 剂次间隔≥6 个月

注：未收入药典的疫苗，其接种部位、途径和剂量参见疫苗使用说明书。乙型肝炎疫苗用于新生儿母婴阻断的剂量为 10 微克/毫升

疫苗使用规定：

(1)国家免疫规划疫苗常规免疫为：卡介苗接种 1 剂次；乙型肝炎疫苗接种 3 剂次；脊灰疫苗口服 4 剂次，前 3 剂次为基础免疫，第四剂次为加强免疫；百白破疫苗接种 5 剂次，前 3 剂次为基础免疫，第四剂次为加强免疫，第五剂次使用白破疫苗加强免疫 1 剂次；麻疹疫苗接种 2 剂次，第二剂次为复种。

(2)基础免疫要求在 12 月龄内完成。

(3)免疫程序所列各种疫苗第一剂的接种时间为最小免疫起始月龄。

(4)脊灰疫苗、百白破疫苗各剂次的间隔时间应≥28 天。

(5)乙型肝炎疫苗第一剂在新生儿出生后 24 小时内尽早接种，第二剂在第一剂接种后 1 个月接种，第三剂在第一剂接种后 6 个月(5~8 月龄)接种。第一剂和第二剂间隔应≥28 天。第二剂和第三剂的间隔应≥60 天。

(6)麻疹疫苗复种可使用含麻疹疫苗成分的其他联合疫苗，如麻疹风疹联合减毒活疫苗、麻疹腮腺炎风疹联合减毒活疫苗等。

(7)如需同时接种两种以上国家免疫规划疫苗，应在不同部位接种，并严格按照要求进行接种。严禁将几种疫苗混合吸入1支注射器内接种。2种减毒活疫苗如未同时接种，应至少间隔4周再接种。

(8)未完成基础免疫的14岁内儿童应尽早进行补种。在补种时掌握以下原则：

①未接种国家免疫规划疫苗的儿童，按照免疫程序进行补种。

②未完成国家免疫规划疫苗免疫程序规定剂次的儿童，只需补种未完成的剂次。

③未完成百白破疫苗免疫程序的儿童，3月龄至6岁儿童使用百白破疫苗；7～11岁儿童使用白破联合疫苗；12岁以上儿童使用成人及青少年用白破联合疫苗。

④未完成脊灰疫苗免疫程序的儿童，4岁以下儿童未达到3剂次(含强化免疫等)，应补种完成3剂次。4岁以上儿童未达到4剂次(含强化免疫等)，应补种完成4剂次。

⑤未完成麻疹疫苗免疫程序的儿童，未达到2剂次(含强化免疫等)，应补种完成2剂次。

五、接种注意事项

1. 儿童接种前家长应注意哪些事项?

(1)健康状况:儿童接种之前,家长最主要的是了解儿童的健康状况。例如,儿童近几天有没有接触过正在患传染病的人,有没有发热、拉肚子、咳嗽等症状,以便在给儿童接种时告诉医生,作为能否进行预防接种的参考。

(2)禁忌证:要看儿童有没有禁忌证和过敏史。一般来讲,有严重慢性疾病,如先天性心脏病等心脏疾患、肝肾疾病、活动性肺结核、皮肤化脓性疾病;有急性传染病或尚未超过检疫期;有过敏史、惊厥史等都属不能进行预防接种的范畴。此外,除1个月内注射过丙种球蛋白的不宜接种活疫苗外,如果儿童正在接受糖皮质激素、放射治疗或抗代谢药物治疗,就应咨询医生推迟预防接种时间。

(3)准备证件:接种前要准备好儿童的《预防接种证》,以便让医生凭证接种,并在证上登记接种的疫苗名称和日期,以防止错种、重种和漏种。

(4)接种前准备:要让儿童在接种前吃好、休息好，因为饥饿和过度疲劳时接种容易晕针。同时，接种前，家长可给孩子洗1次澡，保持接种部位皮肤清洁。换上宽松柔软的内衣，便于医生检查和接种。

2. 预防接种前施术者应注意些什么？

(1)接种的准备工作：接种场所应光线明亮，空气流通，冬季室内应温暖。接种用品及急救用品要摆放有序。严格遵守消毒制度，要做到每人用1副注射器、1个针头，以免交叉感染。

(2)对受种者的准备：做好解释、宣传工作，消除紧张、恐惧心理，争取家长和儿童的合作。注射部位的局部皮肤应清洁，防止感染。接种最好在儿童饭后进行，以免晕针。

(3)严格掌握禁忌证：接种前认真询问病史及传染病接触史，必要时先做体检。

①一般禁忌证。急性传染病，包括有急性传染病接触史而未过检疫期者；活动性肺结核、风湿病、较重的心脏病、高血压、肝肾疾病；哮喘、荨麻疹等变态反应史者；严重的湿疹或化脓性皮肤病者；有癫痫或惊厥史的小儿；慢性疾病急性发作者；以及孕妇及哺乳期妇女等。

②特殊禁忌证。有变态反应史者慎用动物血清

制品；体温高于 37.5℃，或 1 周内每日腹泻 4 次以上的儿童，严禁服用脊髓灰质炎活疫苗糖丸；正在接受免疫抑制药治疗，如放射治疗、糖皮质激素、抗代谢药物和细胞毒药物均能降低对疫苗的免疫反应，应尽量推迟常规的预防接种；近 1 个月内注射过丙种球蛋白者，不能接种活疫苗；各种制品的特殊禁忌证应严格按照使用说明执行。

3. 预防接种操作要点有哪些？

(1)严格查对：仔细核对儿童姓名和年龄；严格按照规定的接种剂量接种；注意预防接种的次数，按使用说明完成全程和加强免疫；按各种制品要求的间隔时间接种，一般接种活疫苗后需隔 4 周，接种死疫苗后需隔 2 周，再接种其他活或死疫苗。

(2)生物制品的准备：检查制品标签，包括名称、批号、有效期及生产单位，并做好登记；检查安瓿有无裂痕，药液有无发霉、异物、凝块、变色或冻结等；按照规定方法稀释、溶解、摇匀后使用；严格无菌操作；抽吸后如有剩余药液，需用无菌干纱布覆盖安瓿口；在空气中放置不能超过 2 小时；接种后剩余药液应废弃，活菌苗应烧毁。

(3)局部消毒：用 2%碘伏及 75%乙醇消毒皮肤，待干后注射；接种活疫苗、菌苗时，只用 75%乙醇消毒，因活疫苗、菌苗易被碘伏杀死，影响接种效果。

4. 疫苗接种方式有哪些不同?

(1)使用百白破应充分摇匀,制品不能冻结,冻结后出现凝块,不能使用。采用肌内注射,局部可能有硬结,可逐步吸收,注射第二针时应换对侧注射。注射第一针后出现高热、惊厥等异常情况者,不再注射第二针。

(2)脊灰糖丸只供口服,因系活疫苗,只能凉开水冲服,切勿加在开水或热食物内服用。偶尔超剂量多剂次服苗对人体无害。

(3)冻干麻疹活疫苗溶解后呈橘红色,必须 30 分钟内用完,启开安瓿和注射时切勿使消毒剂接触疫苗。用 75%乙醇消毒皮肤,待干后再注射,不能用碘伏消毒。注射过丙种球蛋白者接种麻疹疫苗至少应间隔 6 周以上。接种麻疹疫苗至少 2 周后方可注射丙种球蛋白。

(4)接种卡介苗必须按量皮内注射,严禁皮下或肌内注射。接种时检查局部有无接种其他制品的后期反应,如有硬结,需换对侧臂接种。接种含有吸附剂的制品后 4 周内同臂不能接种卡介苗,接种卡介苗后 4 周内同臂不能接种其他疫苗。

5. 疫苗接种的三个“千万注意”是什么?

(1)打针时千万别入睡:打预防针的时候,一定要把儿童叫醒,在清醒的状态下接种会比较好,以免惊吓到孩子。

(2)腹泻期千万别吃“糖丸”:“糖丸”是指预防脊髓灰质炎的药丸,是一种减毒活疫苗,接种后在孩子体内需要逗留一段时间才能被吸收。要是孩子每天排便的次数超过4次,或孩子正在腹泻期,会发生一些异常反应,爸妈就要考虑让孩子改天再服用“糖丸”了。孩子大便正常后服用“糖丸”,才是安全的。

(3)接种时间千万别提前:孩子接种的时间,医生都会在接种卡上标明。接种程序有一定的科学性,是十分严密的,也就是什么时候接种什么疫苗有一定的规定,这与孩子身体内的抗体水平和注射疫苗后抗体的产生,以及抗体的持续时间有着一定的关联,应根据我国卫生部规定的免疫程序按时接种,提早或延迟都是不可以的。

6. 接种疫苗是否需要忌口?

有些家长总喜欢在孩子打完防疫针,给孩子吃些小鱼、小虾等发物,意思是让疫苗发出来,效果好。

还有的家长做法则相反，他们认为必须忌口才有效果，不敢给打完防疫针的孩子吃这吃那。其实，这两种做法都没有科学根据。

疫苗的免疫作用，是靠它的抗原作用刺激身体产生能杀灭细菌或病毒的免疫力完成的。死疫苗是通过直接注射足够数量的抗原，使人体产生足够的免疫力；活疫苗是通过细菌、病毒在体内生长、繁殖达到一定的数量完成抗原作用的。在这种情况下，即使吃了“发物”也不可能使死疫苗中的菌量增多，更不会使疫苗中已死亡的细菌、病毒复生，因此抗原量就不会达到要求的标准，故吃“发物”也不会使体内产生更多的免疫力。

忌口是不能吃某种食物。有些父母认为，打完疫苗不能给孩子吃鸡蛋、鱼、水果等食物，认为这些食物可影响免疫力的生成，这是毫无道理的。打疫苗后，身体内产生免疫力是人体的正常功能，就好像出汗多了会口渴，吃饱了食物就会消化、吸收营养一样。这不同于疾病，自然也就不需要忌口。相反，免疫力都是由物质组成的，这些物质本身就是蛋白质。如果多吃含蛋白质丰富的食物，使制造免疫力的原料增多，会促进免疫力的产生。

不过，在儿童接种疫苗的1周内，一些刺激性强的饮食，如浓咖啡、浓茶，带有酒精的饮料、酒心糖等确实不宜食用。因这些食物会增加预防接种的反应，使症状加重。

7. 接种不同疫苗的注意事项有哪些？

(1)卡介苗：卡介苗是结核活菌苗，它既是一种特异性免疫制剂，又是非特异性免疫增强剂。除用于预防结核外，还可用于某些恶性肿瘤的治疗。

①1岁以内健康儿童一般可直接接种结核菌苗。有明显接触史者，对1岁以上的儿童在皮内注疫苗时，必须先做结核菌素试验。接种后4～8周才产生免疫力，所以接种后还要和结核患者隔离2个月，以免在此期间受到传染。2～3月后，再做结核菌素试验，阳性的表示接种成功，阴性的应再补种。3～4年后复种1次，复种前也应先做结核菌素试验。

②皮内注射时切不可注射到皮下，否则会引起严重深部脓肿，长期不愈。

③ 本品是活菌苗，用时避免日光曝晒。

④ 注射器要专用，单独处理。

⑤ 有活动性结核病的患者忌用，结核菌素反应强阳性的患者忌用。

⑥ 发热及患营养不良、患急性传染病时，均忌接种。

⑦ 卡介苗分为划痕法、皮内注射、口服3种不

同制剂，含量相差很多，各为专用制剂，切不可用错。

(2)麻疹疫苗

①本疫苗加水溶解后呈橘红色透明液体。如发现颜色变紫、变黄(变紫是安瓿有微细裂纹、变黄是有杂菌生长)，安瓿有裂纹、标签不清、溶解不好、超过效期者均不可使用。

②麻疹病毒对温度和光线抵抗力较弱，可迅速灭活，应注意避光保存。冻干疫苗经溶解成液体状态后，可迅速导致效价降低，必须在半小时内用完。用不完应废弃，因时间长了疫苗内的活病毒会很快死亡，使疫苗失效。同时疫苗中没有防腐剂，在空气中时间长了可能污染细菌。

③启开安瓿和注射时切勿使消毒剂接触疫苗，用 75%乙醇消毒皮肤，待干后再注射。

④注射过丙种球蛋白者，接种本疫苗至少间隔 6 周以上，因丙种球蛋白含有麻疹抗体，能中和疫苗中的麻疹病毒，干扰免疫效果。接种麻疹疫苗至少 2 周后方可注射丙种球蛋白，因麻疹疫苗注射后 2 周人体即可产生抗体，这时就不受丙种球蛋白影响。

⑤冻干麻疹疫苗虽已加保护剂，但因是活疫苗，所以在贮运及接种过程中，仍需保持完善的冷链系统，以确保疫苗的效价。

⑥约 5%的儿童接种后 1～2 周，会产生红疹，5～15%在接种 4～10 天后发热，但通常只持续 1～

2天。

⑦接种后适当休息，多饮开水，注意保暖，避免进行剧烈的活动。

⑧衣服或纸尿裤应以柔软无刺激皮肤的为好，以免刺激皮肤诱发皮疹。

(3)流脑疫苗

①启开疫苗瓶后，每支加入所附5毫升稀释液溶解，摇匀后立即使用。

②安瓿破裂、瓶内有异物者不得使用。

③本疫苗使用后，偶有短暂低热，局部稍有压痛感，一般可自行缓解。如有严重反应应及时诊治。

④接种后在接种单位停留30分钟，观察孩子的反应情况，无异常后再离开。

⑤接种后适当休息，多饮开水，注意保暖，避免进行剧烈的活动。

⑥本疫苗与A群流脑疫苗基础免疫间隔不小于3个月，与加强免疫间隔不小于1年。

⑦如为学龄前儿童接种，请家长将接种的A群流脑疫苗名称和接种日期填写在儿童的免疫接种证中的空白栏内，以便当地预防保健科核查。

⑧有部分人接受A群流脑疫苗接种后吃海鲜会呕吐，但并不是所有的人都会。

(4)乙脑疫苗

①接种前应询问是否有过敏史。

②认真、仔细检查疫苗的质量，若液体疫苗有混浊、变色、异物、曾经冻结，均不得使用。

③应备有1‰肾上腺素，以备发生过敏性休克时急救用。

④ 液体疫苗临用前，每5毫升疫苗中加入0.1毫升的亚硫酸氢钠溶液，混匀后可把疫苗中的甲醛中和掉，能减轻注射疫苗时产生的疼痛。

⑤疫苗接种应在流行季节前1个月完成。

⑥接种乙脑疫苗一般无反应，个别有发热、头晕等症状。如有皮疹者应注意观察，必要时给予适当的对症治疗。

(5)乙肝疫苗

①新生儿第一针必须在出生后24小时以内接种，越早越好；除新生儿外，打乙肝疫苗需先做乙肝五项检查，根据检查结果确定是否需要注射乙肝疫苗。

②打乙肝疫苗时，应做好登记，因乙肝疫苗需按接种程序注射。

③乙肝疫苗注射时一定要放松心情和保持肌肉不紧张，否则可能会导致注射不顺畅、吸收不好等问题，以及药物进入体内不适应而产生眩晕，脸色苍白，也就是俗称的晕针。

④注射后局部应保持卫生，最好三天内不要擦洗，以免抓破引起局部感染。

⑤接种前询问过敏史和病史，过敏体质和有变态反应性疾病者慎用。

⑥注射接种者如有发热、严重感染或其他严重疾病应暂缓接种。

⑦按照 0—1—6 方法注射，即第一针后 1 个月接种第二针，6 个月后接种第三针。为达到最佳的效果，应按时全程接种。

⑧乙肝疫苗全部接种完，一个月后应到医院检查是否产生抗体，看是否需要打加强针。

(6)甲肝疫苗

①当甲肝疫苗从冷冻室取出且已完全融化，但因某种原因不能接种时，甲肝疫苗需放在 2℃～8℃度的环境中保存，不可将其再放入冷冻室。

②在接种甲肝疫苗之前，应先检查疫苗是否有异常现象，确定无误后并将其摇匀，消毒后注射，注意严格无菌操作，保证接种安全，并注意正规销毁注射器械，以防止出现交叉感染。

③接种甲肝疫苗后应注意观察有无变态反应即出现局部及全身性反应，并在接种甲肝疫苗之前，应准备超敏反应的急救药械和药物，以便及时有效给予处理。

④接种甲肝疫苗后少数人可能出现局部疼痛、红肿等现象，偶有皮疹出现，不需特殊处理。一般在 72 小时内会自行缓解。

⑤对于正在发热，体温超过 37.5℃的，应在体温恢复正常后再接种甲肝疫苗。

⑥对于有过敏体质，存在免疫缺陷的儿童，正接受免疫抑制药物治疗及孕妇不宜注射甲肝疫苗；正在患急性传染病或其他严重疾病的患者不应注射甲肝疫苗。

(7)百白破三联疫苗

①注射后应观察有无发热，注射部位有无红肿现象。通常这些副作用轻微，持续 1～2 天。如果红肿明显，则须就医。

②注射三合一疫苗可能于注射部位发生硬块，一旦有硬块时，则宜热敷或擦喜疗妥消肿药膏可以使硬块慢慢消失。硬块有时会持续 1～2 个月。

③百白破疫苗接种后可能会引起局部硬结、发热等，一般反应 2～3 天内消失。

④接种后如果体温在 38.5℃以上，可到医院就诊，进行对症治疗；局部红肿、硬结范围较大，持续时间较长，应去医院进行对症治疗和定期观察，硬结尽量不予切开。一旦发生高热、局部硬结等症状较为严重的不良反应，不要再注射百白破疫苗。

⑤约 1/1 750 的机会可能发生少见严重的不良反应：痉挛、休克、虚脱。

⑥如果接种三合一疫苗曾有不良反应出现，再次可考虑接种新型的三合一疫苗。

⑦接种后应留观 30 分钟,无异常后才可离开。

⑧接种后适当休息,多饮开水,注意保暖,避免进行剧烈的活动。

⑨使用时应充分摇匀,如出现摇不散之凝块,有异物,安瓿有裂纹,疫苗曾经冻结,标签不清和过期失效,则不可使用。

⑩注射后局部如有硬结,可用热敷逐步吸收。注射第二针时应更换另侧部位。

(8)小儿麻痹糖丸

①切误有一颗糖丸防不了大病的错误思想,要认真对待,切不可麻痹大意。

②服糖丸的时间是生后 2、3、4 个月,每间隔 1 个月服 1 次,应主动去基层医院或卫生机构服用。在 1 岁半～2 岁时各加服 1 次。

③服糖丸时,一定要用冷开水溶解后送服。该疫苗是活病毒制品,若用热水送服,活疫苗会因温度过高而失去活性,服后无效,即在小儿体内不会产生抗体。

④30 分钟内不能吃热的食物(包括母乳)。

⑤不要在哺乳后 2 小时内服。因母乳中可能有抵抗该病毒的抗体存在,使糖丸失去活性。应在哺乳前半小时或 1 小时空腹服用。

⑥如果由于特殊原因不能马上服用,一定要把糖丸放在冰箱冷藏室内。糖丸在 20℃～22℃只能

保存12天，而在2℃～10℃则可保存5个月。

⑦服用后如果因吐奶或呕吐等导致疫苗服用剂量不足，可重新补服。

⑧如果幼儿服“糖丸”以后，1～4周内有发热不退、精神不振、纳差、恶心、呕吐、便秘、腹泻、腹痛等症状，应及时到医院诊治。

⑨服用“糖丸”后1个月内，儿童的手要勤洗，衣裤、毛巾、粪便应及时清洗、消毒。其他人不要与儿童过于亲密接触，以防发生接触性疫苗相关病。

(9)水痘疫苗

①接种疫苗后的6周内，避免使用阿司匹林。

②水痘疫苗效果约99%，即接种后100个人还是有一个会长水痘。

③1%～2%的接种者发热，1%～2%的接种者身体会长少数的水泡。

④如果在接种前2～3周曾接触水痘患者，此时再接种水痘疫苗，仍有可能长水痘，但可能较轻微。这是因为水痘潜伏期2～3周，如果已感染但仍在潜伏期，因不知而接种，所以仍有可能长水痘。

⑤接种水痘疫苗后，在1个月期间最好不要接触长水痘的患者。因为接种后仍需要一段时间才能产生足够的抗体。

⑥不能与麻疹疫苗同时接种，与麻疹疫苗的接种间隔不应<1个月。

⑦必须通过与疫苗同时提供的稀释液来溶解疫苗,瓶中的内容物全部注射。

⑧水痘疫苗应在2℃～8℃存贮和运输。

(10)甲流疫苗

①在注射前后,最好不要吃辛辣、海鲜等容易"发"的食物,切忌暴饮暴食。按时睡觉,保持规律的作息时间。

②接种前,最好洗个澡;不应该做剧烈的运动,比如踢球等。

③对女性来说,注射疫苗最好避开月经期。

④接种时,避免精神过度紧张,加重身体的不良反应。

⑤接种后不能马上离开,需观察30分钟。如身体出现不适症状,应立即告知工作人员,现场处理。

⑥注射后24小时内,可能会出现一些不良反应,包括局部常见疼痛;偶见红、肿、瘙痒等;全身常见发热、疲劳乏力、头痛、头晕、恶心;偶见咽喉疼痛、肌肉疼痛、咳嗽、腹痛、关节疼痛、活动异常、口干、食欲不振、腹泻、过敏、胸闷等。以上不良反应以轻度为主,1～2天症状便可缓解。一般来说不需特殊处理。

⑦接种者应在24小时内保持接种部位的干燥、清洁,最好不要洗澡。

⑧接种部位出现红肿可冷敷,若出现硬结可热

敷。如果情况严重，应立即去医院就诊。

⑨ 两周时间内不宜服用抗病毒药物。

(11)狂犬疫苗

①兽用狂犬疫苗不能用于人体接种。

②冻干狂犬疫苗稀释液应严格按照说明书要求使用。

③在注射狂犬疫苗前应将安瓿内的疫苗液摇成均匀的混悬液，以无菌操作将疫苗液体吸入注射器内再注射。

④激素、环磷酰胺等免疫抑制药和氯喹等药物，可能会降低狂犬疫苗的预防效果，应尽量避免同时使用。

⑤在注射狂犬疫苗期间，不要注射其他疫苗。

⑥注射狂犬疫苗后应注意休息，避免劳累或参加激烈的体育运动。

⑦应忌饮酒、喝浓茶或吃刺激性较强的食物。

(12)流感疫苗

①接种前要确定身体状况，如身体不适，可推迟疫苗注射的时间。

②接种前应洗澡，换上柔软宽松的内衣，既方便挽袖子，也不会摩擦针眼处皮肤。

③接种疫苗前应保证休息，适当饮食，避免空腹接种。

④接种后应观察 20 分钟，以防出现严重的变态

反应。

⑤注射后出现低热、头痛、乏力等症状，个别的还会伴有皮疹、恶心、呕吐、腹泻等。这些都属于正常现象，可适当休息、多饮开水、避免着凉、注意营养，1～2 天后反应就会自行消失。

⑥局部反应较严重的，可用毛巾进行热敷，每日 4～5 次，每次 15 分钟左右；如果全身反应严重，就应该在医生指导下用药。倘若接种流感疫苗后出现的局部反应不能在短时间里消退，那就应去医院接受治疗。

(13)口服轮状病毒疫苗

①如果宝宝已经超过 3 岁了，那就不需要再接种轮状病毒疫苗了。因为即使他还没有发过病，多半也已经感染过轮状病毒了，体内有了抗体，发病率会明显减低。

②服用轮状病毒疫苗时，要注意不能用热水送服，以免影响疫苗的免疫效果。在宝宝口服轮状病毒疫苗前后半小时内，建议不要吃东西、喝水。

③宝宝服疫苗后，应在疫苗接种机构停留至少 30 分钟，确保一切正常后再离开。

④使用轮状病毒疫苗前、后必须与使用其他活疫苗间隔 2 周以上。如果其他疫苗是灭活疫苗，可以和轮状病毒疫苗同时接种。如果需使用免疫球蛋白，也要与轮状病毒疫苗间隔 2 周以上。

⑤口服轮状病毒活疫苗时，不建议同时服用抗病毒药。具体情况请详细咨询保健医生。

⑥由于轮状病毒疫苗中包含的活性菌可能会传染他人，所以给宝宝口服完疫苗后的一周里要特别注意勤洗手。

⑦服用轮状病毒疫苗后，可能出现一些轻微症状，包括腹泻、呕吐、耳部感染、流鼻涕等，这些症状大多是一过性（指某一临床症状或体征出现时间较短，往往有明显的诱因）的，不需要处理。但如果宝宝反应比较严重，则需要对症治疗，如发热超过38.5℃，可口服退热药；腹泻严重时可用肠黏膜保护剂和微生态制剂，但这时不需要使用消炎药和抗病毒药。不过，如果是接种疫苗期间合并了其他疾病而出现的症状，则要根据疾病的病原选择消炎药或抗病毒药。具体情况请保健医生诊断。

(14)肺炎疫苗

①疫苗一定要注入皮下或肌内，注入皮内可致严重的局部反应。

②当患有任何发热性呼吸道疾病或其他急性感染时，应推迟使用疫苗，除非医生认为不接种疫苗会造成更大的危险。

③已在应用青霉素（或其他抗生素）预防肺炎球菌感染的患者，接种疫苗后不应中断使用抗生素。

④2 岁以下的儿童接种疫苗后效果不理想。

(15)口服痢疾活疫苗

①该品只供口服,不可注射。

②该品为活疫苗,切勿用加热的口服缓冲液或热水服用。

③启开后或加入疫苗口服缓冲液后,应在15分钟内服用。

④口服该疫苗后全身及肠道反应轻微,偶有恶心、腹痛、便稀和胃肠道不适感。

⑤本品只适用于3岁以上儿童和成人。3岁以下婴幼儿不可服用。

8. 如何处理接种疫苗后的典型反应?

(1)发热:接种疫苗后最常见的全身反应是发热。易引起发热的疫苗有百白破、麻疹、流感、脑膜炎、甲肝等,其中以儿童3个月时首次接种的百白破疫苗所引起的发热较为明显。这种发热一般在接种疫苗后的24小时内出现,发热的同时还常常伴有乏力、嗜睡、烦躁和周身不适等全身反应,少数儿童还可能有恶心、呕吐、腹痛、腹泻等胃肠道症状。一般儿童的体温都在38.5℃以下,可持续1~2天。

处理方法:如果发热在38.5℃以下,儿童没有其他明显不适,就不必进行特殊处理,让儿童多喝水,多休息,一般1~2天内体温就能恢复正常。如果儿童体温超过 38.5℃，同时还伴有较严重的烦躁、呕吐等症状，或体温 2 天后持续不退并有继续上升的趋势，要考虑在此期间儿童又受到了其他病菌的感染，一定要及时去医院就诊。

(2)皮疹：皮疹也是常见的接种疫苗后全身反应之一。如接种麻疹疫苗后会出现类似麻疹样的皮疹；接种水痘疫苗后 1 个月内出现类似水痘的皮疹。这是因为疫苗本身是活性的减毒疫苗，接种以后可以引起类似相应疾病的轻度感染。脑膜炎疫苗、甲肝疫苗等也可能引起局部或全身性的皮疹，常常是一过性的。

处理方法：这些皮疹相比真正感染疾病而引起的皮疹要轻微得多，而且大多可以在数天内自行消退，一般不需要治疗或处理。

(3)局部红、肿、热、痛：注射处出现短暂的红、肿、热、痛的局部炎性反应是很常见的，几乎每种经注射接种的疫苗都可能引起这种局部反应，如破伤风疫苗，还可能同时伴有局部淋巴结肿大、注射部位有瘙痒感等反应。这些局部反应一般都比较轻微，大多在 2～3 天后自行消退，属于接种疫苗的正常反应。

处理方法：用清洁毛巾热敷注射部位，可以减轻疼痛和不适感。注意不要让孩子抓挠注射部位，以免引起继发感染。如果接种疫苗部位的红、肿、热、痛持续性加剧，局部淋巴结明显肿大、疼痛，说明有可能出现继发性感染，要及时带孩子到医院请医生处理。

9. 孩子接种疫苗后家长应该怎样护理？

(1)接种注射疫苗后，应当用棉签按住针眼几分钟，不出血时方可拿开棉签，不可揉搓接种部位。

(2)接种后让孩子适当休息，多喝水，注意保暖，防止引发其他疾病。

(3)30分钟内不能进食任何温、热的食物或饮品。接种百白破疫苗后，若接种部位出现硬结，可在接种后第二天开始进行热敷，以帮助硬结消退。

(4)接种疫苗的当天不要给孩子洗澡，但要保证接种部位清洁，防止局部感染。

(5)接种疫苗后，如果孩子出现轻微发热、食欲缺乏、烦躁、哭闹等现象，这些反应一般几天内会自行消失。但如果反应强烈，且持续时间长，就应立刻带孩子去医院就诊。

(6)孩子接种疫苗后，不要马上回家，要在接种场所休息30分钟。如果孩子出现高热和其他不良反应，可及时请医生诊治。

10. 什么情况下家长需要带孩子去医院？

对于疫苗不良反应，首先要明确概念。疫苗不良反应包含两个方面：预防接种一般反应，称为正常反应，是由疫苗本身所固有的特性引起的，对机体只会造成一过性生理功能障碍，主要有局部红肿、疼痛、硬结等局部症状，或有发热、乏力等全身症状，一般不需要临床处置，可以自行恢复，发生率也很低。

预防接种异常反应，是指合格的疫苗在实施规范接种过程中或接种后造成受种者机体组织器官、功能损害。异常反应发生率极低，但病情相对较重，多需要临床处置。主要有无菌性脓肿、变态反应，极个别的会出现神经系统症状等，疾病程度严重的，应该立即到医院就诊。

11. 孕期接种疫苗注意事项有哪些？

通常，孕妇是不接种疫苗的。但在长达10个月的妊娠过程中，有时难免遇到需要接种疫苗的情况。接种疫苗后会不会给胎儿造成损害呢？孕妇可以接种哪些疫苗，而哪些疫苗不能接种呢？

(1)不宜接种的疫苗：有的疫苗是减毒活疫苗，理论上认为会对胎儿造成危害，孕妇不宜接种，如麻疹疫苗、风疹疫苗、卡介苗、腮腺炎疫苗、水痘疫苗等。

(2)适宜接种的疫苗：孕妇接种灭活疫苗是比较安全的。

①乙型肝炎疫苗。该疫苗的成分是不具有传染性的乙型肝炎表面抗原颗粒，不能复制，也没有传染性，不会对胎儿造成危害。因此，妇女在孕期和哺乳期都可接种。

②流感疫苗。流感的流行季节前，孕妇可以接种。北方地区接种流感疫苗的最佳时间是在9～11月中旬，而南方地区接种流感疫苗的时间最好在12～2月。要在每年流行季节前的1～2个月接种。专家对2 000例孕期注射该疫苗的妇女进行研究，没有发现对胎儿有危害作用。孕妇在接种流感疫苗后，最好观察几分钟再离开。有些人在接种流感疫苗后会出现接种的部位红肿，甚至会出现1～3天的低热，几天后这些症状都会自行消失的。

③破伤风疫苗。孕妇接种破伤风疫苗的好处是可以防止新生儿发生破伤风(一种极易导致新生儿死亡的疾病)。破伤风和白喉联合疫苗可以常规给易感孕妇接种。如果曾接种的孕妇在10年内未再接种过，还可进行强化接种。

④狂犬疫苗。狂犬病一旦发生，死亡率接近100%，目前没有证据表明，婴儿异常与母亲孕期应用

狂犬疫苗有关。因此，如果有发生狂犬病的可能，孕妇应及时接种：分别于接触（被咬伤或抓伤）狂犬病或疑有狂犬病的动物（主要为猫或狗）后的当天、第三天、第七天、第十四天和第三十天，经皮下或肌内注射。

那么，接种减毒活疫苗后多久才能怀孕？一般来说，在接种后 1～3 个月才能怀孕。如有过胎儿先天性风疹综合征的女性，应在准备怀孕前 3 个月接种风疹疫苗。而注射过水痘疫苗的妇女，在接种 1 月内应该避免怀孕。

12. 儿童接种疫苗后有哪些注意事项？

（1）不宜洗澡：接种后 24 小时内不宜洗澡。因为，洗澡会带走身体上的大量热能，会使儿童着凉，引起发热。

（2）不宜多喂食：接种以后，不宜给宝宝喂饱，这是因为增加了肠胃的负担。

（3）不宜吃刺激的食物：不要吃酸辣等刺激性强的食物，以免加重反应。

（4）不宜“剧烈活动”：有的妈妈可能会对“剧烈的活动”感到迷惑不解——儿童那么小，有什么剧烈的活动呀。但我们说，对于婴儿来说，剧烈的活动就是指举足、举手，这些对儿童来说都是运动量比较大的活动。这些都会引起不必要的接种反应。

六、接种反应及处置

1. 什么是预防接种不良反应?

预防接种是通过接种疫苗使受种者获得抗感染的免疫力。但是,任何疫苗作为抗原,对人体来说都是一种大分子的或异体物质,个别受种者接种疫苗后在发生正常免疫反应的同时产生一些对机体有损害的反应,称为预防接种不良反应。预防接种不良反应与接种疫苗有关,它包括一般反应和异常反应两种。

2. 预防接种后可能出现的反应有哪些?

预防接种是把生物制品接种于人体。对于机体,任何体外的生物制品都是外来的异物,刺激机体产生一系列的反应,这些反应大部分是正常的,多数极轻微,极少因体质或生物制品的原因而产生异常反应。

(1)正常反应:是由制品刺激机体引起的,并由于制品的性质、接种的途径不同,引起反应的程度不同。若是采用注射途径,一般在28小时局部有红、肿、热、痛现象,偶尔也有局部淋巴结肿痛或有体温上升等。

接种活疫苗反应出现的较晚,可有3种不同程度的反应:

①弱反应,红肿块<2厘米,2天内消失,体温可有轻度上升(37.1℃~37.5℃)。

②中反应,红肿块2.5~5厘米,体温37.6℃~38.5℃。

③强反应,红肿块直径>5厘米,局部淋巴结肿大,体温38.6℃以上。

以上这些反应都属正常反应,一般都是轻微的、暂时的,不要做任何处理,经适当休息即可恢复正常。局部反应较重的可做热敷,并应注意预防感染。全身反应严重者,可对症治疗。

(2)异常反应:是指同一批制品同时接种许多人,只有极个别人有与正常反应不同的反应。一般极少见,但若不及时发现和抢救,有可能引起严重后果,抢救及时可避免不良后果。例如,晕厥(又称晕针),在注射后数分钟内发生,轻者感觉心悸、轻度恶心等,短时间内可恢复;重者脸色苍白,心跳快、恶心、出冷汗,有时失去知觉。过敏症,有过敏性皮疹等。此外,还有血清病等。对于异常反应,要给予恰当的处置,最好就医治疗,以免耽搁。一般情况下,预防接种后极少见异常反应，只要保教、医护人员在接种后能注意观察及时发现并处理或抢救，是能避免出现严重后果的。

3. 什么是预防接种的一般反应？

在预防接种时或预防接种后发生的，由疫苗本身所固有的特性引起的，对机体只会造成一过性生理功能障碍的反应，称为一般反应，它包括局部反应和全身反应 2 种。其临床表现和强度随疫苗而异。

一般反应的特点：反应程度局限在一定限度内，除个别人因机体差异反应略重外，多属轻微，一般不会影响正常的工作、学习或生活。反应过程是一过性的而不是持久性的，大多在 2～3 天即可恢复。反应不会引起不可恢复的组织器官损害，或功能上的障碍（卡介苗局部瘢痕除外），无后遗症。一般反应，有人称为正常反应。认为没有反应，就没有效果；反应愈大，效果愈好，其实这种说法不完全正确。接种疫苗后，有些反应可能是建立免疫应答必须发生的条件，或者是免疫应答本身的过程，这类反应可能是不可能避免的。但过重的反应毕竟会给受种者带来不必要的痛苦，并且可能带来危险。

4. 预防接种后发生局部一般反应的原因有哪些?

预防接种，如注射、划痕本身可造成简单而轻微的疼痛和局部组织损伤。在损伤组织中，由于特异性或非特异性抗原成分的刺激而引起炎症反应。普通疫苗、类毒素、血清等引起的局部反应均属简单的浆液性炎症，合并为血管反应、血液变化和细胞浸润的一种综合现象。

(1)灭活疫苗或多或少保留有某种程度的毒性反应，如百白破联合疫苗，其中百日咳疫苗的某些成分，注射后局部红肿反应较严重。

(2)接种减毒活疫苗，活的细菌或病毒在接种部位增殖引起局部炎症，如接种卡介苗后局部出现红、肿、脓疱或溃疡等反应，即是这种感染所造成的结果。

由于机体对疫苗的附加物(如防腐剂、培养基、吸附剂等)及其酸碱度的刺激而造成不同程度的红肿反应，如吸附疫苗能引起注射部位的硬结。

5. 接种疫苗局部一般反应的临床表现及处理方法有哪些?

(1)临床表现:部分受种者接种疫苗后数小时至

24 小时内在接种部位发生局部红肿浸润，并有轻度肿胀和疼痛。一般红晕平均直径在 0.5～2.5 厘米称弱反应，在 2.6～5.0 厘米称中反应，在 5.0 厘米以上称强反应。个别受种者除有红晕浸润外，可能有局部淋巴结肿大或淋巴管炎，虽然红晕平均直径不超过 5.0 厘米，但伴有淋巴结炎或淋巴管炎也属强反应。此种反应一般在 24～48 小时消退，很少持续 3～4 天。如有些疫苗含有微量残余甲醇，则红晕面积偏大，出现较早，但大多数在 24 小时消退。

接种某些减毒活疫苗可表现为特殊形式的局部反应，如皮内接种卡介苗后 2 周在局部出现红肿，4～5 周出现直径 0.5 厘米以下的浅表溃疡及同侧腋下淋巴结肿大，直径在 1.0 厘米以下，一般在 2 个月结痂。少数儿童接种麻疹减毒活疫苗后 5～7 天可出现散在皮疹。

(2)处理方法：一般不需要任何处理，经过适当休息，即可恢复正常。较重的局部炎症可用干净的毛巾热敷，每日数次，每次 10～15 分钟可消肿，减少疼痛。但是卡介苗的局部反应不能热敷。对特殊敏感的人可考虑给予小量镇痛退热药，一般每日 2～3 次，连续 1～2 日即可。

6. 发生接种疫苗后全身一般反应的原因是什么?

(1)异性蛋白刺激引起的反应:如菌体蛋白、血清蛋白等异性蛋白,接种后可引起发热。接种减毒活疫苗,实际上是1次轻度的人工感染,可以发生与该微生物固有的生物学特性有关的临床症状。由于疫苗毒株在体内增殖要经过一定的潜伏期才出现体温上升,因而发热一般出现较迟,如麻疹疫苗接种后6~12日才出现发热,有时还可出现上呼吸道卡他症状和皮疹,但程度较轻。

(2)致热原引起的发热反应:许多革兰阴性细菌,如伤寒杆菌、流行性脑膜炎双球菌等制备的疫苗,因含残存的内毒素成分,注入人体可引起发热反应。

(3)疫苗本身某种程度的毒性引起的毒性反应:用以制备疫苗的疑团细菌和病毒,或多或少保留其固有的生物学特性。例如,内毒素引起常见的头晕、怕冷、乏力和周身不适等,还有是某些疫苗所具有的特异毒性反应,如流感的发热、畏寒和上呼吸道卡他症状等。疫苗中的某些化学药品刺激中枢神经系统,反射性地引起胃肠道症状;发热也可能会引起胃肠道功能紊乱。

7. 接种疫苗全身一般反应的临床表现及处理方法有哪些?

(1)临床表现:部分受种者于接种灭活疫苗后5～6 小时或 24 小时体温升高,一般持续 1～2 日,很少有 3 日以上者。体温在 37.1℃～37.5℃称弱反应,37.6℃～38.5℃称中反应,38.6℃以上称强反应。但个别人在注射含内毒素的疫苗时,发热可能提前,往往在接种疫苗后 2～4 小时即有发热,6～12 小时达高峰,持续 1～2 天。注射减毒活疫苗后,出现发热反应的时间稍晚,个别受种者在接种麻疹疫苗或口服脊髓灰质炎减毒活疫苗后 5～7 天会出现短暂的发热,但消失很快。除体温上升外,部分受种者可能伴有头痛、眩晕、恶寒、乏力和周身不适等毒性反应,一般持续 1～2 天。个别受种者可以发生恶心、呕吐、腹泻等胃肠道症状,一般以接种当天多见,很少有持续 2～3 天者。

(2)处理方法:全身反应严重的可做对症处理。高热、头痛可给解热镇痛药,如口服对乙酰氨基酚,成年人 0.5 克,儿童 10～15 毫克/千克体重,必要时 4～6 小时 1 次,每日不超过 4 次。恶心、呕吐给予维生素 B_6;腹痛者服颠茄制剂;腹泻可服吸附与收敛药硅碳银或碱式碳酸铋(次碳酸铋),每日 2～3

次。硫酸阿托品对呕吐、腹泻、腹痛均有效，但需慎用。高热不退或伴有其他并发症者，则应密切观察病情，必要时送医院观察治疗。

8. 为什么有些受种者局部会出现硬结？

硬结反应是急性炎症发展后期的一种特殊表现形式，在注射百白破联合疫苗等含有吸附剂疫苗时常易发生，数月后才慢慢消失。其病理学特点是，渗出的细胞中淋巴细胞及巨噬细胞占优势，并向异物集中吞噬清除小块异物，而对难以清除的大块异物则在其周围出现“异物巨噬细胞”。如果异物存在较久，其周围则形成肉芽组织，并逐渐瘢痕化而成为1个坚硬的结缔组织性包囊(硬结)。

9. 为什么有些受种者会出现发热？

发热是接种疫苗后最常见的反应，主要原因是由于致热原而引起。致热原是一种高分子的磷脂、多糖和蛋白质复合物，以脂多糖为主，其中的类脂A具有毒性。致热原主要存在于革兰阴性杆菌的细胞壁中，当菌体自溶或以人工方法使细菌裂解后方能释放出来，故称为内毒素。它可直接作用于体温调节中枢，使体温调节功能异常而引起发热；也可作用于机体的网状内皮细胞、皮核细胞，特别是中性粒细胞，使之释放内源性致热原，再改变体温中枢的功能状态，使产热和散热失去相对的平衡，即产热增加，散热减少，而引起发热。除致热原外，疫苗作为一种异性蛋白及其接种后的炎症反应，也会引起发热。活疫苗接种相当于1次轻度的人工自然感染，少数人也会有发热反应。

10. 预防接种后出现的异常反应有哪些？

(1)晕针：在疫苗注射后即刻或几分钟内发生。患儿可以突然丧失知觉，呼吸减慢，多见体弱儿童。常与空腹、疲劳、室内空气不好、精神紧张或恐惧有关。

(2)变态反应

①速发型变态反应可有下列表现。过敏性休克、过敏性皮疹、血管性水肿、神经系统过敏症。

②血清病。可发生在1次大量注射动物血清制品后2～12天，局部出现红肿、淋巴结肿大、低热、皮疹、眼睑水肿及关节痛等。需注射肾上腺素等，并要精心护理，不过，这种血清病目前已极少发生。

③变态反应性脑脊髓炎。在接种含脑组织的疫苗(如狂犬疫苗)，过7～30天后，患者出现手足麻木，四肢酸痛、无力及上升性麻痹等，或有发热和脑

部症状。发生此症者常留有后遗症、致残甚至死亡，需立即送医院治疗。

(3)全身性感染:原有免疫缺陷或医源性(如长期使用激素)免疫功能不全的儿童,在接种后可发生全身性感染。必须立即注射特异免疫球蛋白或输血,并迅速送医院治疗。对于这类儿童应严禁接种活疫苗。

(4)诱发感染:如夏季接种百白二联疫苗,可能诱发小儿麻痹症,伤寒菌苗可诱发单纯疱疹,种痘可诱发脑炎等。

11. 哪些情况不属于预防接种异常反应?

下列情况不属于预防接种异常反应:①因疫苗本身特征引起的接种后一般反应。②因疫苗质量不合格给受种者造成的侵害。③因接种单位违反预防接种工作规范、免疫程序、疫苗应用原则、接种方案给受种者造成的侵害。④受种者在接种时正处于某种疾病的潜伏期或者前驱期,接种后偶合发病。⑤受种者有疫苗说明书规定的接种禁忌,在接种前受种者或者其监护人未如实提供受种者的健康状态和接种禁忌等情况 ,接种后受种者原有疾病急性复发或者病情加重。⑥因心理因素产生的个体或者群体的心因性反应。

12. 怎样减少预防接种后的反应?

大多数疫苗接种后是不会引起严重反应的,但是由于每个孩子的体质不同,在进行预防接种后,可能会出现一些轻重不同的反应。为了保证安全,减少反应,各种预防接种必须在孩子身体健康的时候进行。如果孩子有病,就暂时不要接种。例如,发热时不要接种白喉、百日咳、破伤风三联疫苗;腹泻时不要口服小儿麻痹糖丸;空腹时不宜接种预防针,以免发生低血糖等严重反应。接种前做好孩子的工作,让勇敢的孩子先接种,以消除胆小孩子的紧张害怕心理。接种后2~3天内应避免剧烈活动,注意注射部位的清洁卫生。暂时不要洗澡,以防局部感染。

13. 儿童接种后出现异常反应的处理方法有哪些?

(1)晕针:注射后突然晕厥,轻者只感心悸、恶心或手足发麻等,短时间即可恢复正常。重者脸色苍白,心跳加快,出冷汗,甚至突然失去知觉。晕针与空腹、疲劳、室内空气不好、精神紧张或恐惧有关,是由刺激后出现的反射性周围血管扩张引起的一时性脑缺血造成的。应立即使患者平卧,头放低,保持安静和空气新鲜,并喂服些温水,一般休息一会儿就可恢复正常。

(2)无菌性脓肿:因吸附剂(氢氧化铝或磷酸铝)未被完全吸收,或接种部位不准,引起局部组织坏死、液化而形成。一般于接种后24～48小时前后,可见注射部位有较大的红晕或浸润,2～3周后局部出现硬结,伴有疼痛,肿胀可持续数周或数月,随之发生脓肿、破溃,不易愈合。遇到这种情况应去医院处理。

(3)过敏性皮疹:较常见,皮疹多种多样,以荨麻疹最常见,一般在接种后数小时到数天发生,接种活疫苗在1～2周内发生,重者可给予抗过敏药,预后良好。

(4)过敏性休克:个别孩子预防接种后会发生休克,多在接种后数分钟至30分钟内发生,表现为烦躁不安、面色苍白、发绀、四肢发凉及出虚汗等症状,重者神志不清、血压下降、大小便失禁。遇上这种情况应立即送医院儿科,或就地皮下或静脉注射肾上腺素,争分夺秒,组织抢救。同时建议家长在孩子接种疫苗后,在现场观察30分钟再离开。

(5)血管神经性水肿:个别孩子在接种后1～2天内,注射部位红肿范围加大,皮肤发亮,重者水肿可扩大至整个上臂及手腕。处理方法是局部热敷,口服抗过敏药物。

(6)接种后全身感染:多为孩子免疫缺陷,接种后引起全身感染。处理时应注射特异性免疫球蛋白或输血浆。

消化系统疾病诊断及治疗(精装)　39.00元
新编妇产科临床手册(精装)　32.00元
临床药物手册(修订版·精装)　58.00元
新编常用药物手册(第三版·平装)　32.00元
新编简明药物手册　21.00元
常用进口药物手册　21.00元
药物治疗处方手册(精装)　35.00元
护士手册(精装)　28.00元
常见病前兆早知道　32.50元
癌的早期信号防治与逆转　11.00元
内科常见病食物药物相宜相克　13.00元
冠心病高血压病糖尿病饮食调养问答　31.00元
冠心病高血压脑血管病科学用药问答　13.00元

心肌梗死防治470问(修订版)　22.00元
肝炎的诊断及防治　17.00元
高血压防治(修订版)　9.50元
高血压病早防早治　7.50元
高血压中西医防治　13.00元
高血压病自然疗法　9.00元
高血压病用药知识　16.00元
高血压病患者饮食调养　4.50元
高血压病患者宜吃食物　22.00元
血压异常的危害及其防治　9.50元
冠心病早防早治　12.00元
中老年冠心病防治　6.00元
动脉粥样硬化防治　6.50元
心绞痛自我防治　6.00元
心脏病患者饮食调养　6.50元
心脏养护与心脏病防治　15.00元
心律失常防治150问　7.00元
心肌梗死自我防治　5.50元

以上图书由全国各地新华书店经销。凡向本社邮购图书或音像制品,可通过邮局汇款,在汇单"附言"栏填写所购书目,邮购图书均可享受9折优惠。购书30元(按打折后实款计算)以上的免收邮挂费,购书不足30元的按邮局资费标准收取3元挂号费,邮寄费由我社承担。邮购地址:北京市丰台区晓月中路29号,邮政编码:100072,联系人:金友,电话:(010)83210681、83210682、83219215、83219217(传真)。